Cariño, hemos malcriado a los niños
Un manual de paternidad para hombres del siglo XXI

Nicholas Avedon

Cariño, hemos malcriado a los niños.
Manual de paternidad para hombres del siglo XXI.
© 2018-2025 Nicholas Avedon

Primera edición en 2018
Segunda edición en 2025

Todos los derechos reservados. Prohibida cualquier distribución, copia o difusión no autorizada explícitamente por escrito por el autor. Obra inscrita en el registro de la propiedad intelectual.

Corrección primera edición: Antonio Rivas

Para Rebeca, Gabriel y Mateo.
(y también para Eleonora)

Por todo lo que enseñaron y me siguen enseñando.

Índice de contenidos

Parte 1. El embarazo ... 11
    Enhorabuena vas a ser padre ... 13
    Planifica, ahora que puedes ... 19
    La negociación ... 21
    Suegras y madres ... 25
    Sexo y embarazo ... 29
    Cursos de preparación al parto ... 33
    Se acerca el momento ... 35
    El parto ... 39
Parte 2. Tu hijo ... 47
    Las primeras visitas al hospital ... 49
    Tu primer pañal ... 51
    Lecciones de economía ... 57
    Dormir. Tu obsesión los próximos tres meses ... 61
    Durmiendo a tu bebé ... 65
    Mi gato y mi hija ... 71
    Lactancia materna ... 77
    Colecho ... 83
    Tu hijo es como un melón ... 85
    Lo natural ... 87
    Tu amigo el vademécum ... 91
    Abuelas ... 95
    Socorro, el niño llora sin parar ... 97
    Baby Led Weaning (BLW) ... 105
    Higiene bucal ... 111
    Juguetes ... 115
    Los padres del parque ... 117
    Educación ... 119
    Las vacaciones. Ese puto infierno de felicidad ... 125
    Horarios ... 129
    Las comparaciones. Evolución del bebé ... 131
Parte 3. Tú (el padre) ... 133
    La soledad del padre ... 135
    El rol de padre en la sociedad actual ... 139
    Instinto paternal ... 143
    Futuros retos ... 145
Anexo. Guía de compras ... 147
    Cacharros para bebés (I). El carro ... 149
    Cacharros para bebés (II). Silla para el coche ... 159
    Cacharros para bebes (III). Cunas ... 167
    Cacharros para bebés (IV). Mochilas ... 171
    Cacharros para bebés (V). Limpieza y cuidados ... 175
    Cacharros para bebés (VI). Ocio y perversión infantil ... 181
    Cacharros para bebés (VII). Trastos inútiles ... 185
Glosario de términos ... 189
Bibliografía y referencias ... 193

PRÓLOGO

EXISTEN MUCHOS libros que describen el proceso de «ser padres» como si fuera algo mágico; otros lo hacen como si fuera parte de una larga batalla. En cualquier caso, la mayoría de los libros presenta la figura del padre como la de un «actor secundario», y eso es lo que me motiva a escribir este: el padre debería ser algo más que el compañero de la madre, la superestrella. El padre es el otro progenitor, la otra parte de la ecuación, el contrapeso de la madre (o su complemento).

Quizás en este punto del proceso ya estarás harto de oír a amigos tuyos, compañeros de trabajo o familiares de género masculino que dirán tópicos como: «verás el marrón que espera», o: «aprovecha los meses que te quedan para disfrutar de la vida», o peor aún: «con lo que te gusta a ti dormir, ya verás ya...». Algunos pintan este proceso como un calvario, cuando realmente es algo único y tiene mucho más de bueno que de malo. No deja de ser curioso que la mayoría de los textos escritos alaben lo bueno y los comentarios de los conocidos incidan en lo malo. Pero ni unos ni otros hacen hincapié en la novedad que representa para un hombre convertirse en padre. Hace siglos se consideraba que la madurez de un hombre llegaba cuando se convertía en padre, y no puedo estar más de acuerdo, ya que como padre uno vive situaciones límite y tiene que desarrollar nuevas aptitudes.

Este libro, por otro lado, es una versión alternativa a la visión mayoritaria del proceso de la crianza de un bebé, que suele estar enfocada desde el punto de vista de una mujer. Los padres somos importantes y esenciales en todo el proceso, y aunque se pueden tener hijos sin padres (o madres), quiero reivindicar la importancia de la paternidad sin por ello atacar la importancia indiscutible de las madres. Mi mujer me ha ayudado en algunas secciones donde mi experiencia práctica tiende a cero, principalmente la lactancia y los temas relacionados con el parto y la gestación.

Este libro ha sido escrito a la vez que desarrollaba mi proceso de padre durante seis años consecutivos de mi vida, desde el año 2011 al año 2017. Parte del libro se comenzó a escribir antes de que mi primera hija naciera, y el resto se va narrando a la vez que iba experimentando las diferentes fases de la crianza y educación de mis hijos. Parte se escribió después de que naciera mi niña y mientras mi hijo se gestaba en el vientre de su madre, y otra parte cuando andaba desesperado con dos bebés por casa. El final y, sobre todo, los matices más racionales han sido escritos cuando mi hija está cerca de cumplir los cinco años y mi hijo ha cumplido ya los tres. Tan mal no ha ido, porque me encantaría tener un tercer hijo. Antes de tener niños, ni yo ni mi mujer éramos especialmente niñeros, y aunque no hemos sufrido ninguna transformación física aparente, ahora somos dos padres, dos personas totalmente diferentes a como éramos hace seis años.

Creo que el mayor valor del libro que tienes en tus manos es la realidad cercana con la que narro lo que he vivido y el tiempo durante el cual se ha gestado el texto. Esto hace que la mayoría de los párrafos están pensados, valorados y matizados a lo largo del tiempo. Muchas de las cosas se olvidan con el paso de los años, sobre todo las más duras, pero es fundamental aprender de ellas y no esconderlas en el desván de la memoria. Muchos padres lo hacen así, y eso no ayuda a los futuros padres, ya que distorsionan una realidad que puede ser muy dura si no estamos preparados de antemano.

Aunque el título del libro original era «paternidad para ingenieros», este libro va dirigido a todos los hombres que se hacen preguntas y que creen que se pueden encontrar soluciones propias a problemas comunes. Esta obra trata la paternidad desde antes de que el bebé nazca hasta que cumple cuatro años, aproximadamente. Una vez que tú mismo ya tengas cierta experiencia, el libro no te resultará tan práctico, ya que tendrás tu propia visión de las cosas. Porque cada niño, cada familia y cada padre son diferentes. Otra parte importante del libro habla de ti y de la figura de la paternidad en el mundo cambiante en el que vivimos, donde los roles tradicionales están mutando a velocidad de vértigo. Al final, en un anexo práctico, se encuentra una guía de compra que te será de utilidad. Úsala como referencia antes de empezar a pensar en gastar dinero. Por último, existe un capítulo especial que contiene un glosario de términos específicos que te pueden servir.

Espero que este libro te sea de utilidad. Lo escribí pensando en el tipo de libro que a mí me habría gustado leer antes de ser padre. Puedes encontrarme en mi blog, https://nicholasavedon.com, donde estaré encantado de contestar cualquier duda o pregunta.

Nicholas Avedon
Madrid, 15 de Marzo de 2018

PARTE 1. EL EMBARAZO

ENHORABUENA VAS A SER PADRE

TODO EMPIEZA cuando ella —tu mujer, tu novia, tu compañera— te dice que está embarazada. Antes de comenzar vamos a suponer que ambos queríais ser padres. Si no es así, espero que este libro te ayude al menos a ver el lado más divertido de la paternidad, si no estás ilusionado por el hecho de tener hijos, espero que este libro te ayude a ver un lado diferente de la paternidad. No hace falta ser un genio para darse cuenta de que si no quieres tener un renacuajo compartiendo tu vida, vas a estar en una situación difícil: no solo tendrás que olvidarte un montón de cosas que consideras esenciales de tu vida adulta, si no que te vas a enrolar en un viaje muy, muy largo en el que probablemente no disfrutarás ni el destino ni el trayecto. Aunque si no te lo esperabas y no estás seguro de como afrontar la paternidad, sigue leyendo, igual descubres que hay muchas cosas que son bien diferentes de lo que has oído o te han contado.

Volvamos a aquellos que desean tener un hijo o una hija ¡o ambos a la vez!, que acaban de recibir la noticia y celebran ilusionados que van a ser padres. Es algo maravilloso, pensáis. Quizás lleváis tiempo intentándolo y por fin lo habéis conseguido, o ha venido de casualidad, o habéis tenido que recurrir a clínicas de reproducción asistida. En cualquier caso es una oportunidad excelente para hacer piña con tu pareja, para celebrarlo y para hacer planes juntos. Bueno, puede que en el fondo estés un poco aterrado por todo lo que se te viene —se os viene— encima, pero es normal; ¿quién no lo estaría? Tu vida entera va a cambiar. No hagas caso de lo que la gente diga, céntrate en tu pareja y en lo que tú sientes, deja de lado por un momento las cosas que te llegan de tu alrededor, todavía no has tenido tiempo de hacer frente a la noticia. Tómate tu tiempo.

El primer paso importante será ir al médico como pareja, como futuros padres. Para vosotros será algo nuevo, aunque para los médicos es más o menos parecido a cuando vas hecho polvo con una gripe: te atienden con un par de palmaditas en la espalda y te dicen que esperes una semana a ver como va todo. Sin más. Sí, parece ser que lo del embarazo no es tan grave ni tan importante para los médicos, al menos hasta que no se *confirme*. Sí, amigo, llegamos al terreno de la antropología: para algunas tribus africanas, el niño no se considera que exista hasta que no tiene dos años de edad. En el mundo occidental, se considera que hasta que el embarazo no llegue a los tres meses es mejor no hacerse excesivas ilusiones al respecto. Conozco varios casos de abortos espontáneos al mes o a los dos meses de gestación. No es por meter miedo: es por normalizar algo real que puede pasar. Y que de hecho es bastante frecuente. Tranquilos y paciencia. A partir de aquí, todo lo que sucede es una preparación para la paternidad: necesitaréis toneladas de paciencia en los meses que vienen, así que ve practicando. El tiempo es el aliado de cualquier padre, y aquí empieza el juego.

Supongo que ardes en deseos de contarles cuanto antes a tu familia y amigos que por fin tu pareja y tú vais a ser padres. ¡Es maravilloso! Imagínate la comida familiar, todo alegrías, sonrisas y los no solicitados consejos de tu cuñado. Bueno, también estará la cara agria de tu suegro, precursor de los cientos de tíos que te dirán «verás lo que espera, infeliz». Todo un adelanto sin duda de la reacción social masculina que se avecina en el futuro. Bueno, no es buena idea correr tanto para contarlo. Lamento ser un factor más que ponga a prueba tu paciencia, pero puede que las cosas no salgan bien. Existe un porcentaje importante de aborto espontáneo y de que el embarazo no continúe, así que ahora imagínate a esas mismas personas preguntando: «¿qué ha pasado?», o teniendo que dar explicaciones a todos aquellos que te preguntan ilusionados: «¿cómo va el pequeñín?». No; es un trago difícil, así que por eso mismo es mejor callarse la boca hasta pasados tres meses, cuando se considera que la cosa tiene toda la pinta de ir bien. Bueno, como somos humanos, tú ya se lo habrás contado a alguien, y tu pareja, como es normal, ya se lo habrá contado a su madre. Por lo menos así puedes hablar con ellos y destapar un poco la presión a la que serás sometido sin duda por la terminología aplastante y los miles de datos que vas a asimilar en breve. Sí, necesitas hablar con alguien —y no me refiero únicamente a tu pareja—, necesitarás a un pobre desdichado al que confíes tus miedos, terrores y alguna que otra ilusión; para eso están los amigos, ¿no? No, Facebook no cuenta. Hablo de amigos de verdad, de los que te pueden dar una palmada en la espalda y escucharte mientras te miran a los ojos.

Antes de que empieces a hablar de forma masiva con tus amigos, compañeros de trabajo, familiares en general y conocidos es fundamental que comprendas cuanto antes que si la gente habitualmente manipula la verdad acerca de cuanto cobra, lo bien que juega a los bolos o lo barato que compró el coche, con el tema de los niños estas pequeñas exageraciones se pueden convertir en algo mucho más serio; algo tan serio como crear un mundo casi imaginario en el que su visión de la familia, la paternidad y la pareja chocarán frontalmente con la tuya. Es normal, incluso aunque creas conocerlos de toda la vida, aunque sean amigos del alma. La familia es el átomo de la sociedad, algo atávico que hace que protejamos en un núcleo cerrado lo más íntimo y querido. No te extrañes, y sobre todo sé consciente de que cada uno defenderá a muerte su visión de las cosas. Por eso, antes de hablar con los demás, ten paciencia y sé abierto para aprender de unos y otros antes de formarte tu propia opinión sobre lo que va a ser tu familia; porque ahora ya no sois uno más uno: ahora ya sois una familia. Dentro de poco, el estado lo oficializará rellenando ese «libro de familia» que hasta hace poco (si ya estabas casado) te preguntabas para qué servía.

Después de asumir que vais a ser padres, el primer paso que no os podéis saltar será sin duda la visita al médico, que solicitará un análisis de sangre para confirmar que ella está de verdad embarazada y empezar a analizar esas cositas de tres letras con nombres raros que sin lugar a dudas empezarás a mirar en Internet que coño significan. No, no lo hagas; y lo más importante, no dejes que lo haga tu pareja. Es el primer error de una larga serie que puedes cometer. Un embarazo no es algo tan sencillo como el análisis de sangre rutinario que lo único que dice es que comes demasiados dónuts y embutidos. Un embarazo es algo complejo, y tarde o temprano habrá algún valor del análisis que no que está bien, y, amigo, ahí es donde empieza la montaña rusa. Si no me haces caso y jugáis a médicos, después de un rato en la Wikipedia empezaréis a sudar y a entrar en pánico. Lo que era algo mágico se puede convertir en una película de sobremesa de esas donde la tragedia pasa como una exhalación por delante de ti y transforma tu vida en un infierno.

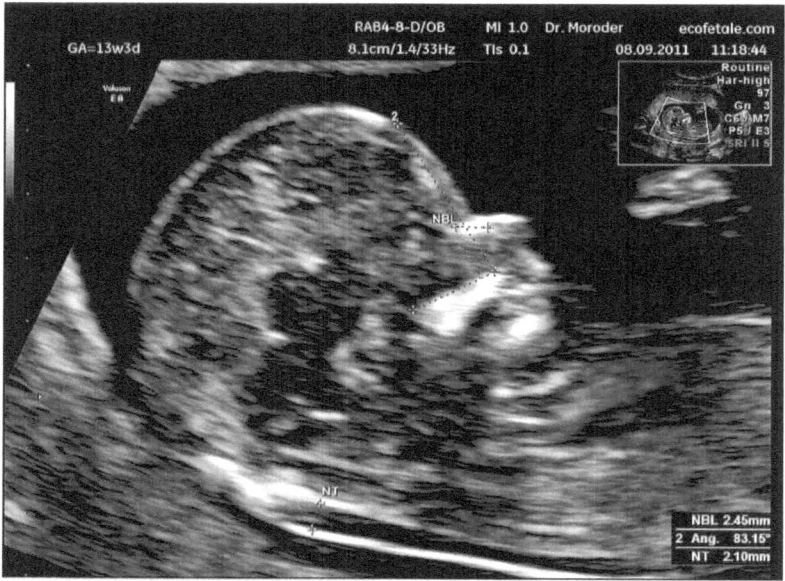

El médico es el que ha pasado media vida estudiando para saber que significa eso; cuando vea el análisis dirá: «bueno, parece que estas un poco alta/baja de XXX, tómate estas pastillas» o algo equivalente. Todas las embarazadas consultadas en mi estudio particular han tenido algún valor fuera del rango recomendable, es decir, que un proceso complejo como el embarazo tiene particularidades que se salen de lo normal. Te va a tocar, y solo es el principio. Imagina cuando tu hija tenga doce años y te pregunte a la hora de comer con toda la familia delante: «papá, papá, ¿qué es una felación?». ¡Qué divertido! Que le den por saco al TSH, al ACTH; no te agobies por cuatro letras, ¡queda mucha diversión por el camino para perder energías en el primer contratiempo!

Durante esos tres meses, tu mayor terror será la primera prueba «chunga» que sí que puede tener serias implicaciones en tu vida: la prueba de la *translucencia nucal* o *triple screening*. En combinación con otros factores, como por ejemplo la edad de la madre, puede ser la primera gran prueba que pasaréis. Todos los padres lo vivimos acojonados, ya que el resultado puede indicar que tu hijo tenga síndrome de Down u otra alteración genética difícil de aceptar. Se hace más o menos en la semana doce. Qué te voy a contar que no vayas a leer en la Wikipedia; total, no me vas a hacer ni puñetero caso. Así que ve, lee, y cuando estés mas tranquilo volvemos al siguiente capítulo. La decisión que hay que tomar si sale algo malo en esa prueba es demasiado personal para compartirla, por eso hasta esta semana no se suele comentar a conocidos lo de tu paternidad: por si acaso se decide abortar si se materializa el riesgo de un problema genético.

Recuerda ir a beberte unas cervezas con tu mejor amigo —si es posible que sea padre, mejor—; los tíos tenemos la manía de no hablar de nuestros sentimientos, o eso dicen las mujeres. Por eso aprovechamos esos momentos de lucidez alcohólica para hablar de la vida (sentimientos incluidos). No seas tonto, aprovecha ese tiempo para quitar la tensión que estarás acumulando, que a esas alturas empezará a ser algo que crece de forma oculta sin que seas consciente. Aprovecha, aprovecha, porque dentro de algunos meses no tendrás tantos momentos de esos.

PLANIFICA, AHORA QUE PUEDES

EL NIDO familiar

Aunque todavía no ha nacido, quizás debas ya hacerte algunas preguntas importantes:

¿Has pensado a qué guardería o a qué colegio va a ir?
¿Quién se va a quedar con el bebé durante el primer año mientras ambos trabajáis?
¿Te podrá ayudar la familia?
¿Va a ir a guardería?, y si es así, ¿a partir de cuándo?
Y después, ¿quién lo va a llevar al colegio?, ¿quién lo va a recoger?, ¿a qué hora?
¿Qué pasará cuando se ponga malo?, ¿quién se quedará con él?
¿Qué pasará cuando tengas que viajar por trabajo?

Hacerte estas preguntas ahora te llevará a darte cuenta de lo que vendrá. Es especialmente relevante el lugar donde está tu casa, si tienes familia cerca que te pueda ayudar, el centro de salud, los parques, los colegios y guarderías que haya en las cercanías; todo eso será muy importante en el futuro y quizás todavía no te has percatado de ello. Piensa que un niño no puede estar solo en ningún momento y que tendrás que organizarte para cualquier tarea diaria o frecuente. Atar todas las piezas requiere mucho tiempo, por eso, aunque parezca exagerado, es una de las primeras cosas en las que deberías ir pensando.

La habitación del niño

El drama de planificar demasiado es que probablemente no te des cuenta de que se te ha ido la mano hasta que sea demasiado tarde. Es bonito tener toda la habitación comprada, decorada y lista para que el bebé entre a vivir. Luego descubres que la cuna no hay dios que la mueva y que las medidas del resto de los muebles hacen que no entre otra cosa, así que te toca comerte la maldita habitación hasta que el niño empiece a poner pósters de tías buenas en las paredes. También puede ocurrir que lo que inicialmente pensaste para un niño tenga que acoger a dos en un par de años. También puede ser que al cabo de un tiempo estés hasta los cojones de todo y no puedas cambiarlo porque te costó un pastizal.

Es importante tener algunas cosas ya listas antes de que el bebé nazca, pero eso no significa que te debas volver loco con la planificación. Deja margen para adecuar los muebles, la decoración y los espacios necesarios para la evolución del bebé. No es lo mismo un recién nacido que un bebé que gatea que uno que empieza a andar. Todos esos cambios requieren cambios de mobiliario y diferentes espacios, modificaciones que a lo largo de los próximos años tendrás que realizar con total seguridad. Puede que tu habitación ideal tenga que sufrir una o dos transformaciones en poco tiempo, ¿has pensado en eso?

Con los niños no existe el «para toda la vida», al menos en lo que respecta a muebles, ropa, juguetes, complementos y herramientas de ocio y aseo. Piensa que sufrirá un cambio constante y deja margen para adaptarte.

LA NEGOCIACIÓN

SÍ, AQUELLO que ves es tripilla. Tú ya lo empiezas a ver, ella todavía no lo siente dentro, pero ambos sabéis que el concepto «la niña/el niño» es algo que se empieza a materializar. Ella además sufrirá una serie de cambios físicos, cambios que varían mucho para cada mujer, es decir: da igual lo que leas, que la realidad casi siempre será una sorpresa. De hecho, dos embarazos de la misma mujer también son diferentes.

Quizás ya lo sepas, pero algo importante que has de entender: a partir de ahora hay dos roles muy diferenciados, y son tan antiguos como el ser humano. Ella será la madre y tú serás otra cosa. Prepárate a ser ignorado o a ser considerado un mero acompañante en la mayoría de situaciones que conciernen a la embarazada. Ese concepto de sociedad igualitaria en el que has sido educado, aquí no es válido. En todo este proceso, ella es la importante, y eso es irrebatible. Tú nunca podrás parir un niño, así que calla y escucha. Eres como la materia oscura, necesaria para explicar ciertas ecuaciones de la física pero que a nadie le importa demasiado: no se ve, no se habla de ella y solo aparece cuando se habla de sucesos catastróficos: justo tu papel. Soporte de la estructura del universo y parte esencial para resolver o provocar cualquier problema serio.

Esa fue la primera lección que aprendí. A menudo lo había visto en parejas que llevaban mucho tiempo casadas: él tendía a darle la razón a ella sin discutir, y aun así parecía feliz. En mi mundo eso no funcionaba así; en mi mundo, si algo no era justo había que negociar, discutir, y pelear por aquello en lo que creías.

Primera regla: Cuando veas que no busca un acuerdo, solo discutir, dale la razón

Da igual que antes no se comportara así, ahora las reglas del juego han cambiado. Está sufriendo cambios en la personalidad. Suena muy serio, y lo es, pero no se puede hacer nada. Poco a poco, tu mujer está mutando en una madre. Algunos síntomas pueden ser pasajeros, como el que su pelo brille con más fuerza, otros pueden quedarse más tiempo, y otros, sin duda, se quedarán para siempre. No hay forma de saber cuales. Lo siento.

Ahora que ella comienza a ser la reina de la fiesta, la negociación empieza a ser muy complicada, porque veámoslo así: la fiesta es su útero, y tú ni siquiera estás invitado, así que te conviertes más o menos, en el proveedor de cervezas del evento. Asúmelo. Es el comienzo del «todo vale» para ellas, así que cuando antes entiendas tu papel, antes podrás jugar tus cartas. Habrás oído hablar de los *antojos*, esta es otra manifestación cultural más de lo que te hablo. Es un convenio para dar a entender, en tiempos donde la mujer estaba relegada a un segundo plano en la sociedad, que durante el período de gestación ella tenía una importancia especial y había que prestarle más atención.

Puedes creer que ya estás acostumbrado a sus cambios hormonales cada cambio de luna, y que en el peor de los casos se pasa al cabo de unos días. Bueno, ya imaginas lo que voy a decir, ¿verdad? La buena noticia es que no es tan malo como crees, ella puede tener más estabilidad que cuando tiene la regla, todo depende de cómo manejes la situación. Si asumes que eres el proveedor y ella la dueña del evento, entonces todo irá bien; esto supone que tienes que entregar el pedido de cervezas en fecha y cambiar el color de la tapicería si ella decide que no pega con la decoración. Si no lo haces, entenderás porque ella es la jefa y tú no. Ahora ella lleva a tu hijo dentro, eso le da un as en la manga. ¿Tú que tienes?

Una vez que establezcas una relación y unas reglas, podrás contraatacar cuando ella caiga en un ataque de locura transitoria, sea por las hormonas o porque ha leído alguna mierda de libro sobre maternidad que le mete ideas absurdas en la cabeza. Utiliza las reglas preestablecidas de esa relación de jefe-proveedor que habéis asumido de forma implícita. Ni siquiera una mujer llena de hormonas es capaz de negar las arbitrariedades que ella misma ha impuesto. Bueno, no esperes que lo haga en el acto, por supuesto, pero sí en un momento de contrición posterior. Todo lo que tienes que hacer es aplicar la segunda regla.

Segunda regla: Aceptar todo lo que te diga y sonreír

Esto no es más que una evolución del primer principio: dos no se pegan si uno no quiere. En el fondo, tú sabes que has hecho lo correcto, y lo único que haces es esperar a que tarde o temprano ella se dé cuenta de que ha sido presa de un ataque de hormonas. Te agradecerá tu paciencia y eso fortalecerá aún más vuestras reglas, sabiendo que funcionan para ambos. Si no funciona a la primera, recuérdale las reglas del juego: ella tiene la fiesta, pero tú eres su proveedor. Ella decide el juego, pero tú ayudas a que se desarrolle con facilidad. Al igual que dos no pelean si uno no quiere, dos no se divierten si uno no baila.

Tercera regla: las decisiones que se toman en conjunto, se defienden en conjunto

Esta regla es esencial para fortalecer el núcleo de vuestra familia frente a los vientos huracanados que vendrán después. No tiene sentido buscar la negociación si no es para construir algo duradero. El hecho de ceder es para que tras mucho dialogar, tras mucho esperar, las decisiones colegiadas puedan ser defendidas ante terceros, tanto por ti como por ella. Habrá muchísimas tensiones relativas a la crianza, a la maternidad; decisiones tan tontas como a qué hora hay que acostar a los niños, o si hay que comprar tal o cual marca de pañal. Cualquier decisión que hayáis tomado de forma conjunta será mucho más defendible que una decisión tomada de forma unilateral. Dentro de unos meses tendréis que tomar tantas decisiones y tan rápido que cuanto más unidos estéis más fácil será, porque podréis confiar en el criterio comúnmente establecido incluso en decisiones y situaciones en las que no habíais pensado todavía.

Cuarta regla: las decisiones se toman en casa

Es muy difícil evitar que la familia o los amigos acaben influyendo en nuestra forma de afrontar la paternidad o la crianza. Es muy habitual que su madre o tu madre influyan en la pareja, a veces de forma tóxica. ¿Acaso no conoces ejemplos en tu círculo cercano? Piensa sobre ello y aféntalo cuanto antes. Si lo demoras, más adelante, con tensiones cada vez más importantes, será cada vez más difícil.

SUEGRAS Y MADRES

YO SIEMPRE había pensado que el tópico de la suegra era un poco exagerado, pero quizás se debía a que todavía no tenía hijos. Hasta el momento, mi suegra siempre se había comportado como una mujer encantadora, que cocinaba de maravilla y que mantenía una distancia más que respetuosa nuestra pareja. Amigos, ¡tened cuidado! A la mía, cuando hablaba de su futura nieta empezaban a brillarle los ojos como al Smeagol de *El señor de los anillos* cuando hablaba de su «preciosso tesoro». Dicen que las abuelas maleducan y los padres educan. Yo a veces me temo que las abuelas pueden ser la fuente del mal en el jardín del Edén. Lo mismo es extensible a tu madre, por supuesto; a todos los efectos es lo mismo, aunque tú no lo veas así. Con ciertos matices, se puede extender a otros miembros de la familia, pero el concepto *suegra* es muy especial. Cuando encuentres gusanitos despachurrados entre las sábanas de tu cama entenderás aquello de «fuente del mal en el jardín del Edén». Ahora no lo entiendes, pero acuérdate de lo que te digo.

Todo empieza con un «pues yo no hice eso con mi hijo» o un «pues yo a mi hijo le daba/hacía otra cosa». Ya la liaste. Prepárate a escupir alfileres allí donde antes había deliciosos pasteles de nata. Y hazlo con cuidado, pues la cosa puede empeorar; esconde los alfileres en la servilleta y di que los pasteles están deliciosos. Según estudios prestigiosos de famosas universidades suecas, las suegras segregan una sustancia corrosiva y extremadamente pegajosa en presencia de la progesterona materna. Es decir, cuando tu mujer empiece a estar muy gorda, tu suegra (intercambia este sustantivo por el de *madre* al gusto) querrá participar en todas las decisiones relativas a la maternidad: si el bebé tiene que dormir en su cuna, si tiene que tomar biberón, el tipo de ropa, el tipo de cochecito, el tipo de chupete y hasta dónde cojones hay que poner la cuna.

Puedes cometer el error de decir en voz alta: «¡Oh, mierda!, si aún no ha nacido». No, pardillo; no cometas semejante error. No seas mentecato, acabas de darle otra razón para discutir: «¿Es que todavía no habéis pensado en ello?», dirá.

Si tu suegra/madre todavía no se ha quitado la máscara, mejor. Así puedes decirle que lo tenéis todo pensado y evitar que se ponga a dictar instrucciones como si fuera un general planificando la batalla. Si opina, procura no llevarle la contraria y decirle que sí a todo (y haber seguido mis consejos de capítulos anteriores donde te recomendaba negociar con tu pareja para que cuando llegaran los primeros conflictos con terceras partes tengáis una posición sólida). Es importante quejar claro desde el principio que ya tenéis el cochecito, la bañerita, la cunita, el ponchito y todo tipo de mierdas que acaban en «ito» o «ita», y que si no las tienes, es porque te hiciste con un sustituto equivalente. Si no, te encontrarás en tu salón un maravilloso «trastito» de color rosa/azul, que no sabes para que diablos es y que, por supuesto, no cabe en tu mierda de salón/cuarto de baño/cuarto del niño. Los futuros abuelos generalmente están deseando tener un nietecillo; si es el primero, entonces estás jodido, porque serás el blanco de todos los regalos y consejos y el centro de todas las conversaciones de aquí hasta que tu mujer eche todo lo que tiene dentro.

Imagino que la mitad de las leyendas que circulan sobre las suegras se han debido forjar en esa etapa. El resto de leyendas se graban a fuego en la historia cuando la criatura tenga unos añitos y tú evitas como la peste que vaya con sus abuelos porque viene hecha una salvaje.

Las reglas aplicables a las suegras son similares en el caso de boda: por nada del mundo dejes que pague algo ni aceptes regalos; es una cabeza de playa para la invasión de tu territorio natural y afectará irremediablemente a la educación y crianza de tu hija. No obstante, pasará lo mismo que con tu madre: al final te encuentras a un señor en tu boda que no conoces, y no es un camarero, y para colmo se está poniendo fino. Esto se extiende a varios temas muy relacionados con el tema boda: el bautizo, los agujeros de las orejas y hasta el nombre, si te dejas. Por ejemplo, pueden dar por supuesto que vas a bautizar a la niña —ya han pensando dónde y a quién van a invitar—, y que vas a agujerear las orejas de tu niña —ya tienen los pendientes comprados—, e incluso en algunos casos ya han asumido que se va a llamar como la abuela o el abuelo. ¡Fatal! En otros casos, dependiendo de la familia, puede que ya le saquen el carnet de socio del equipo de fútbol correspondiente o que hayan hecho la pre-pre-pre-matrícula en el colegio donde estudiaste y que tú siempre deseaste secretamente bombardear con napalm.

Anda con ojo y apóyate en tu suegro, que estará deseando decirle aquello de «¿por qué no dejas que los chicos hagan su vida como quieran?». Al menos la pelea posterior ya no tendrá repercusiones directas para ti. Le debes una a tu suegro. Apúntatela para que dentro de treinta años puedas devolvérsela al siguiente de la familia. Tú estarás en el papel de tu suegro y tu mujer será «la suegra malvada», procura recordar esto dentro de treinta años. Esto es como las grandes series de televisión: pasa el tiempo y acabas encontrando explicación a cosas que jamás pensarías que tenían sentido.

El papel de los suegros en el fondo es similar —intentar ayudar sin darse cuenta de que poco a poco se mete en tu pareja y en tu vida—, aunque debido a que son hombres, probablemente la comunicación con ellos sea mucho más fácil: «suegro, no te metas» o «suegro, déjame a mi que ya se yo cómo...» o incluso «suegro, vete al cuerno». A no ser que sea un guardia civil de los antiguos, es posible que funcione así, pero no olvides que en el fondo quiere lo mismo que tu suegra: ayudarte (a su manera), y esto a menudo entrará en conflicto directo contigo y con tu mujer.

Hasta aquí la parte más peliaguda de ese personaje mítico llamado suegra. Si consigues, con habilidad, pericia y paciencia, que entienda que tus hijos son tuyos y que la familia es amplia, pero tú como padre serás quien debe decidir, puedes disfrutar de la otra cara de la moneda: una persona que se desvivirá por tus hijos, que no pedirá nada a cambio más que su amor y que te salvará el culo más de una vez.

El papel de la familia, en general, es fundamental para cuando no puedas más. Así que, como en *El señor de los anillos*, mantén a Smeagol a cierta distancia porque tiene un rol esencial que cumplir, y es que en el fondo, cuando tú te comportes como un gilipollas integral —varias veces, créeme—, será fundamental que tu mujer tenga alguien cercano en quien apoyarse. Las suegras —incluye en este grupo a tu madre— son un aliado natural; no lo veas como un enemigo, sino como un aliado al que hay que saber encajar en el equipo desde el principio para que la relación no se tuerza y no se convierta en una pesadilla en tu contra.

Muchas parejas rompen por problemas relacionados con la crianza, y muchos de esos problemas están directamente relacionados con la familia; es esencial saber llevarse bien y hacer que ellas se sientan partícipes de la vida de sus nietos. Aunque este capítulo sea especialmente satírico, no deja de ser verdad lo que digo: todos conocemos casos dramáticos de parejas que han roto a causa de la madre de él o de ella. Con niños es mucho, mucho más intenso.

Es mejor que no les enseñes este libro. Escóndelo junto a las revistas guarras. Ahí estaré bien, sin duda.

Lo que has leído no se basa en experiencias personales, sino en la observación personal de casos cercanos, ya que mi suegra es una excelente persona a la que mis hijos adoran. Eso sí, cuando leyó este capítulo se cabreó muchísimo conmigo, y no la culpo; algún día yo también seré un suegro y querré matar a ese bastardo que mete mano a mi hija.

SEXO Y EMBARAZO

SEGURO QUE ya has leído cosas sobre este tema, no lo niegues. ¿A quién crees que engañas? A todos los hombres nos interesa el sexo, y si no dime como has llegado hasta aquí, futuro padre. Habrás leído que las cosas no tienen porqué cambiar, palabras como «vivir el sexo con naturalidad en el embarazo» y frases por el estilo. ¿ Embarazo y naturalidad? Podríamos entablar un diálogo filosófico sobre qué es natural y qué no —de hecho, siempre acaba saliendo el tema de lo natural cuando se habla de crianza— pero entiendo que pienses que el embarazo, el sexo y lo natural es algo que te produce un sentimiento de desasosiego cuando lo ves en la misma frase. A mi también me pasa. Tripa inmensa, dolores y paso de elefante no es una cosa que encajemos bien con el mundo del sexo, y me molesta especialmente la pretensión que tienen algunas personas de que nos debería parecer algo hermoso y sexy, como si el hecho de que la madre de nuestros hijos, aunque esté gorda como un cesto, sea incluso más sexy que antes. No; no tiene porqué ser así. Debe de haber gustos para todo, pero entre nosotros: no conozco a nadie al que le fascine la época de embarazada de su mujer desde el plano sexual. Si tú sufres, no te preocupes, eres normal.

Tu mujer ha cambiado, y sí, te produce ilusión y amor esa tripa que va creciendo en ella, pero ilusión y cariño no son del todo compatibles con las palabras «pasión sexual». Además, hay algo diferente en ella. Sí, tu sexto sentido no te engaña: hay un alien en su tripa. Dentro de poco incluso podrás notarlo moviéndose dentro. Y eso te llevará inmediatamente a pensar en tu futuro hijo/hija ahí dentro y eso, sí, te va a cortar el rollo. En seco. Bueno, existe un pequeño porcentaje de hombres a los que les da morbo hacérselo con embarazadas; es el mismo porcentaje que hay de aficionados a los pies, a los tacones, a las monjas con hábito. Ya sabes de qué hablo, ¿no?

Así es difícil pensar en tener sexo, sobre todo si lo acompañas del resto de factores del embarazo. Hay ventajas, como que su exceso de hormonas hace que estén más guapas y más lustrosas (en todos los sentidos que ahora mismo estás pensando). Pero no olvidemos que aquí lo importante eres tú. Si te dan morbo las embarazadas, entonces te puedes saltar estos párrafos, pues está claro que no vas a tener problemas y vas a dudar de mi criterio.

Dicen que se puede tener sexo hasta el octavo o el séptimo mes del embarazo. Mi consejo es que aproveches los primeros meses —con cuidado los tres primeros— y que no te hagas muchas ilusiones con eso de que se puede vivir el embarazo y el sexo con normalidad. Lo ha debido de escribir gente muy fea o con una vida sexual bastante peculiar. Creo que a la mayoría de los tíos se nos cae la libido, no solo por la ansiedad que genera en ambos el embarazo, sino porque es una situación que no motiva demasiado la sexualidad. También es cierto, y lo habrás leído, que a un porcentaje importante de mujeres se le disparan las ganas de tener sexo durante parte del embarazo. Quizás sea tu caso y tengas una situación divertida entre manos: a ti no te apetece y ella te persigue para devorarte. Si pese a todo lo que te he contado todavía tienes curiosidad, una buena noticia: piensa que ya está embarazada y que no se puede quedar embarazada de nuevo. El conjunto de todas estas condiciones puede que resulte en un breve período que dura unos meses, y quizás sea algo único e irrepetible en tu vida. Piénsalo y aprovéchalo sin miedo.

Ellas se verán muy sexys, y virtualmente se irán enamorando de su tripa —por lo que representa—, pero tú seguirás viendo una tripa cada vez más inmensa y, lo que es peor, crecerá el miedo a hacer daño a la criatura que hay dentro y a la madre. Puede que hayas leído que es bueno para la embarazada, y a lo mejor ella te lo pide, pero tú seguirás teniendo miedo. En cualquier caso, no hay estudios que demuestren que tener sexo con una embarazada sea mejor que cuando no están embarazadas. Lo que si es cierto es que no hay grandes riesgos de que hagas daño al feto o a la madre con tu arma letal. Si no te apetece, asúmelo; es parte de la vida, nadie tiene la culpa, y se pasará.

A lo largo del tiempo, según transcurre ese proceso, verás transformarse a la que era tu pareja sexual, una mujer joven y sexualmente atractiva, en una mujer-madre que va perdiendo poco a poco el rol anterior. No es solo por los cambios físicos, sino por el cambio de actitud. Deja de hablar de ti y de ella para hablar de ella/el (el bichito que crece dentro de ella), ella y tú. En ese orden. Sí, reléelo otra vez. Dos veces si hace falta. Este cambio, de la pareja a la familia, hace que la relación sexual cambie de forma temporal. Pero de nuevo tendrás que renegociar el *statu quo* de vuestra relación. La primera regla debería ser que en la cama se deja de hablar de lactancia, se deja de hablar de pezones invertidos, de cesáreas y de episiotomías. Si no lo hiciste, o esas palabras rondan tu mente cada vez que ves su cuerpo desnudo, entenderás por qué digo que la sexualidad en el embarazo no es fácil.

Aunque a ella le parezca que la ropa de embarazada es sexy, no, no lo es. Los sujetadores de lactancia son un invento infernal; no dejes que te los enseñe, perderá puntos de mujer sexy y le costará recuperarlos. De hecho, no existe ropa de embarazada sexy, pero no se lo digas. Puede que quiera una foto de recuerdo de su proceso de embarazo. ¿De dónde crees que viene la palabra *embarazoso*? No te dejes engañar; existen fotos de embarazadas que pueden llegar a ser estéticamente bonitas, sí, pero en las que aparecen tíos, este siempre tiene cara de «qué cojones hago yo aquí». Es decir: no te dejes retratar junto a ella; todas las fotos que he visto eran iguales. Pobres tipos.

Último consejo: ni se te ocurra ver vídeos de partos reales; a partir de ese momento te será imposible tener pensamientos sexuales agradables sobre tu pareja durante un tiempo.

Quedarás marcado, igual que si vieras una *snuff-movie*. Dentro de un tiempo, una vez haya nacido ya la criatura, volveremos a hablar de sexo; esta vez del sexo (o la falta de él) en los primeros meses de paternidad y de algunos de los problemas que te puedes encontrar.

CURSOS DE PREPARACIÓN AL PARTO

DOY POR supuesto que no serás tan tonto como para eludir esta tarea. A tu mujer le hará ilusión o por lo menos tendrá curiosidad. A estas alturas ya deberías saber que tu mujer está sensible y preocupada con su maternidad. Es importante que tú también parezcas sensible con el tema, así todo irá muchísimo mejor. Así que ve, pregunta por ello e infórmate. El riesgo de parecer un insensible es alto. Imagínate una mujer con una regla que no se acaba nunca y con motivos para quejarse. Exacto. Ahora vuelve a pensarlo, dos veces si es necesario.

Las clases de preparación al parto constan de una parte teórica que es posible que conozcas, pero que son cosas interesantes aunque básicas. Puedes leer muchísimo más en Internet, pero esto es parte de algo más social que compartirás con tu pareja. No obstante, son cosas que a poco que tengas un par de luces podrías aprender en menos de una hora, así que ¿por qué duran tanto tiempo? La razón principal es por los ejercicios que hacen ellas para prepararse para el parto. Olvídate de las películas, yo no vi a ningún tío soplando como un gilipollas al lado de su pareja; estábamos todos aburridos, pensando que aquello era una pérdida de tiempo, y sentados en una silla, mirando como hacían una especie de gimnasia para abuelas. Consejo: llévate un libro y mírala de vez en cuando sonriendo, que no vea que sufres y matarías por tomarte una birra en el bar de al lado. Es divertido ver al resto de parejas. Verás de todo, y no te asombres cuando oigas que algunas no quieren anestesia (epidural), otras que dicen que no piensan dar de mamar a su bebé y otras que dicen que van a darle de mamar hasta que vaya al instituto. Mis favoritas son las que preguntan —o directamente afirman— que la dieta vegana es la más apropiada para un bebé o las que han pensado ya cómo van a evitar ponerle ninguna vacuna a su niño. También están las que preguntan como hacer para parir en su casa, o las que tienen claro que quieren que duerma con ellos hasta los ocho años. Este fue para mí el primer punto de contacto con la realidad de la paternidad: cuando compartí el tema en igualdad de condiciones —inexperiencia, expectativas, miedos— con otras parejas, y donde observé de primera mano que los criterios de dos parejas pueden estar en las antípodas con bastante facilidad. Puede parecerte que algunos están locos, pero ellos tienen el mismo derecho que tú a opinar de un modo u otro. En cualquier caso, no es más que el principio.

Si tienes suerte y la persona que imparte el curso es alguien con experiencia en asistencia al parto puede que te cuente cosas más interesantes de lo que crees: cosas concretas, como las primeras curas del cordón, cómo limpiar un pañal o qué cosas no te deberían asustar demasiado. A mi me enseñaron un viejo vídeo (si, ¡en VHS!) de los años ochenta donde vi por primera vez un parto real. No deja de ser una mujer abierta de patas por donde de pronto asoma la cabeza algo que termina por salir más o menos rápido. Es bastante gore, pero ayuda verlo antes en vídeo. En serio, es muy instructivo. Si hay alguien que te pueda responder preguntas es la persona que instruye el curso, porque está para eso. No te cortes y pregunta, será una persona mucho mas preparada, por formación y experiencia, que otras (cuñados, abuelas, amigotes). Habrás oído historias y leído de todo, pero si alguien te puede acercar a la realidad es la matrona que te dé el curso.

SE ACERCA EL MOMENTO

ES AHORA cuando te das cuenta de que sí, por fin vas a ser padre. Esos nueve meses llegan a su fin y tú estás ¿acojonado?, ¿ilusionado?, ¿confuso? Da igual, tu padre pasó por lo mismo que tú, y como tú, cientos de miles de personas pasan por lo mismo todos los años, así que no te sientas tan especial. Aprieta los dientes, ¡ya viene!

¿Pensando en apurar los últimos momentos? ¿Tienes miedo de no poder dormir nunca más doce horas del tirón? Bueno, podría seguir diciendo chorradas de cosas que representan aquello que los que están fuera de tu situación ven, pero ¿qué hay de lo que ves tú?

Yo ardía en impaciencia de ver sonreír a mi hija, coger sus manitas y dejarla que agarrara mi dedo y todas esas cosas. Tú te imaginarás otras, pero la ilusión es lo que te da fuerzas para enfrentarte a lo que sea. ¡Lo que sea! Aunque quedan horas, días a lo sumo, cuesta dormir. Es importante entender que en la última fase se descarga tensión por sitios de lo más inesperado, así que procura no tomar decisiones importantes estos días, porque puedes cometer errores debidos a la presión invisible que te corroe por dentro. Evita las discusiones y, sobre todo, céntrate en lo importante —y no lo dejes para el final—, porque aunque te parezca que lo estás llevando mal, solo estas evitando pensar en ello; pero el cuerpo que no es tonto, no se deja engañar. Muchos padres explotan en un momento u otro, algunos cuando se ven por primera vez con su niño en brazos y todo el mundo los empieza a agobiar. Un buen amigo entró en modo agresivo y echó a todo el mundo a patadas. Evítalo. Haz tu trabajo como ese buen ingeniero que eres: planifica.

¿Por qué planificar los momentos que van desde las primeras contracciones hasta que llegas a casa? La improvisación no existe, se ensaya, y si no puedes ensayar, al menos piensa lo que va a ocurrir y cómo lo vas a controlar. Al fin y al cabo, ¿eres el padre no? Es esto en lo que puedes ayudar a la madre, y créeme, tu mujer no estará para gaitas cuando dé a luz, así que tú tienes la obligación de tomar el control de la situación. Ahora que vas a ser padre, ahora que va a nacer tu primer hijo, vas a ser, por fin un adulto de pleno derecho y te vas a comportar como un puto hombre de verdad.

Sí, ya no hay vuelta atrás. Es aquí cuando los calzonazos escriben su primer capítulo, es aquí cuando te ganarás el descenso a los infiernos como el triste que no supo controlar y poner freno a la cantidad de histéricos familiares que van a acosarte las próximas horas. Así que toma nota de algunos consejos:

Cuando tu mujer dé a luz, asegúrate de que nadie más lo sepa. Si se enteran, se empeñarán en ir contigo al hospital. No es raro que lleguen a tardar veinte horas en dar a luz, y conozco casos en que han estado treinta horas. Imagínate a tu suegra y a tu madre juntas durante doce horas seguidas. No quieres eso, ¿verdad? Miente, apaga el móvil, pero sobre todo: cómete el marrón solo, ya eres mayor; eso supone que tienes que gestionar la situación para proteger a tu mujer y a tu hija del estrés. Si no eres capaz de soportar esa tensión solo, llama a tus familiares más directos para que te apoyen, pero evita que la noticia se extienda.

1. Cuando haya nacido, estate las primeras horas a solas con tu mujer. Disfruta de un momento único, sed familia. Serán momentos inolvidables que querrás que nadie pisotee con su ansiedad. Sé egoísta y disfruta con tu pareja de esos momentos irrepetibles.
2. Llama a la familia, pero insiste en que solo venga la familia directa (hermanos, padres). Comparte con ellos este momento, dosifica la visita para que la madre —y

tú— no sufráis. A estas alturas debéis estar muy cansados y con los nervios a flor de piel.
3. Utiliza las redes sociales y el email para avisar a amigos, compañeros de trabajo, etc. Cuenta con tu familia para avisar al resto de familiares. Olvídate de lo demás, en ese momento te debes a tu hijo, a tu pareja y a ti. El resto del mundo ya no existe.
4. Disfruta viendo a tu hija o hijo. Es tuyo, lo has hecho tú. Eso es algo maravilloso. No dejes de disfrutar lo importante y que le den por culo al resto del mundo.

EL PARTO

PREPÁRATE A vivir una experiencia única. Puedo decir a nivel personal que aunque haya vivido dos partos, fue algo único cada vez. Debes diferenciar lo que es el parto para ti y lo que es para tu pareja. Ella lo siente desde dentro, tú lo sientes desde fuera, aunque eso no significa que seas un estorbo.

Si hasta ahora ella era la estrella, ahora lo es de manera indiscutible. Hasta este momento, tu papel era de relativa importancia. A partir de este punto empezarás a entender lo que significa y ha significado ser padre: que ya nunca serás lo que fuiste antes. A partir de este punto te verás relegado a asegurar la descendencia de la especie, y en el fondo eres el elemento más prescindible de la ecuación. Además, en nuestra cultura occidental, el padre es quien menos aporta a la crianza. En las próximas horas, tu papel más relevante será el de preocuparte de los papeleos, llevar las bolsas con la ropa y procurar ser un facilitador al resto del personal, es decir, no estorbar y ayudar cuando puedas. El concepto ayudar, no te engañes, es básicamente agarrar su mano para que tenga algo que apretar y abrir un poco la ventana cuando tenga calor y, por supuesto, sonreír y decir que todo saldrá bien.

Tu mujer puede que ni siquiera sea consciente de apoyarse en ti, ya que estará tan aturdida y asustada que su razón estará ausente. Sin embargo, aunque en el momento no seas consciente de ello, eres su principal y único apoyo; es un papel que solo tú puedes hacer, no lo olvides. Tu rol es de estoicismo puro: aguantar sin rechistar, hacer lo que te digan y dar confianza a tu pareja, aunque estés aterrado y sepas que no hay nada que puedas controlar o hacer. Joder, en eso somos buenos los hombres... ¡Esparta! ¡Santiago y cierra, España!

Tenlo claro y asúmelo: el protagonismo debe ser de la mujer. He visto y oído actitudes de otros padres que de alguna forma intentan compensar el hecho de que el padre no sea de gran utilidad. Por ejemplo esos padres que graban el video del parto, que interactúan con los médicos o que de alguna forma intentan «liderar» el proceso del parto con su actitud. Se ha puesto de moda eso de que el padre corte el cordón umbilical; a mi me parece algo absurdo, un show para incluir al padre en el parto, pero bueno. Ella es quien va a parir, y en cuanto empiezan las contracciones y miras «ahí abajo» y ves como empieza a aparecer la cabeza de la criatura, cualquier ilusión de que puedes aportar algo debería desaparecer. Ella es la actriz principal, y el actor principal es el niño, por derecho propio, así que cállate y limítate a contemplar algo que te llenará los ojos de lágrimas y recordarás el resto de tu vida, no lo estropees y disfruta del momento del nacimiento de tu hijo. Si te gusta el gore, gozarás el doble.

El proceso de parto empieza cuando ella tiene contracciones «de las que duelen». Todas las embarazadas tienen contracciones «indoloras» más o menos desde la mitad del embarazo, pero no se dan cuenta. Esas contracciones son una especie de ensayo de las de verdad. Las de verdad parece ser que son como un dolor que viene de los riñones y que se extiende hacia la tripa. Da igual lo que tú leas, porque es ella la que va a sentirlo. El caso es que las contracciones de verdad *duelen*, y van doliendo más conforme se acerca el momento del parto. En el primero suelen doler más que en segundos y terceros partos. Aquí, como en otras muchas cosas, no hay un criterio único y se pueden presentar muchas variaciones diferentes, así que hablaré estrictamente de mi caso, lo cual no tiene porque ser extrapolable a otros, como es obvio.

Hay que diferenciar a las primerizas de las que ya han tenido más hijos. Las primerizas «tardan más». Se dice que antes de ir al hospital se deben tener contracciones que duran más o menos la misma cantidad de tiempo (generalmente en torno a un minuto), que suceden en intervalos regulares de tiempo (cuando suceden en torno a cinco minutos es hora de ir al hospital), siempre y cuando esa constancia sea en torno a una hora. Otro caso es el de las mujeres que ya han tenido un hijo; en este caso hay que estar mucho más atento, ya que puede venir muy rápido.

Si no quieres estar como un gilipollas con un cronómetro y una libreta, te recomiendo que mires apps para tu móvil; nosotros usamos una app de Android que te hacía la media y todo, fue muy útil. Si ella rompe aguas, hay que ir al hospital aunque no tenga contracciones o no las detecte. Romper aguas no significa que el niño salga acto seguido por ahí abajo como un buceador despistado. En mi segundo hijo, mi mujer rompió aguas en el coche y no paso nada, tardó aun muchas horas en salir; es lo que se llama «un parto seco» y no es algo inusual.

Si te pones nervioso y piensas que «hay que ir al hospital» y entras en modo irracional, no te preocupes, no serás el primero. Irás ahí, y te mandarán para casa si ella no ha dilatado lo suficiente. Cuando fuimos nosotros, ella rompió aguas nada más bajarse del taxi, así que las cuatro parejas que había allí esperando nos miraron con odio, porque a ellos les mandaban para casa hasta que ellas no dilataran más. Tras un rato en el hospital, me di cuenta de que me había puesto dos jerséis encima y llevaba todavía las zapatillas de estar en casa. ¿Nervios? ¿Quién dijo nervios?

¿Qué es eso de dilatar?

No tiene muchos secretos: la criatura tiene que salir por donde entró. Fontanería básica, amigos. Solo que ahora, el diámetro de lo que tiene que salir no mide tus pírricos cuatro centímetros de diámetro, si no que su cabeza es mas bien del tamaño de un coco, y no le queda más remedio que salir por el hueco. Acojona pensarlo, ¿verdad? Hasta que ella no ha dilatado diez centímetros, los médicos no considerarán que puede salir. Una vez que ha dilatado, empieza el momento del parto en sí.

Desde que llegas al hospital, esperas y aceptan el ingreso y llegas al parto pueden pasar bastantes horas. En mi caso fueron cinco horas la primera vez, y quince horas la segunda, y en ambas ocasiones había roto aguas antes de pisar el hospital. Así que ve haciéndote a la idea de que el proceso puede ser largo.

El primer paso será llevarla a una sala donde la tendrán en observación. La suelen llamar sala de dilatación. Ahí le ponen una especie de ventosas con micrófono para medir la presión y el ritmo de latidos del corazón, lo mismo que hacían cuando la «monitorizaban» en los días anteriores al parto. De alguna forma, con eso van viendo la evolución de las contracciones al igual que tú lo hacías con tu app de Android, pero de un modo algo más profesional. El estudiar diez años les permite usar mejor hardware. De forma regular mirarán a tu mujer a ver como va dilatando. Ahí puedes estar esperando una, dos o cuatro horas. Básicamente esperan a que «la cañería» por donde tiene que salir la criatura se ensanche, o en términos médicos, se dilate.

Una vez que se haya dilatado lo suficiente, la pasarán a la sala de partos, y es donde te pondrán el disfraz ese verde que has visto en las películas. Ahí es donde sucederá todo. Pero, amigo, no tengas prisa; ahí puede que tengas que esperar unas cuantas horas más hasta que todo esté a punto. En todo este trayecto, tú harás de porteador, es decir, tendrás que llevar contigo la bolsa con la ropa de tu mujer, que se la quitaron cuando le pusieron ese estupendo camisón de hospital donde se le ve el culo. Si rompió aguas en el trayecto, la ropa estará mojada con el líquido amniótico. Si es invierno, tendrás que llevar su abrigo junto con el tuyo y por supuesto la bolsa con las cosas para el hospital. Es decir, irás como un pobre diablo cargando trastos por todo el hospital. Piénsate bien lo que vas a llevar en la bolsa del hospital, porque la irás llevando contigo de un lado a otro durante esas horas que se harán interminables. Esto describe mi experiencia en el hospital de la Paz de Madrid; en otros hospitales, huelga decirlo, puede ser diferente.

Volviendo al proceso de parto, durante esas horas ella tendrá contracciones muy dolorosas. Ahí es donde le pondrán la epidural, si es que la quiere. En ese proceso te echarán al pasillo, y de nuevo te verás abandonado. Si te ocurre como a mí, que estás de madrugada en el hospital, puedes terminar solo en un pasillo oscuro, escuchando los alaridos de dolor de la futura mujer de tus hijos, que está en manos de gente desconocida. Esa parte acojona un poco y es cuando agradeces estar en un país con una sanidad pública de las mejores del mundo. Por otro lado, por mucho que hayas leído sobre lo maravilloso que es el hospital «X» para el parto, sigue siendo un hospital, y además tú no eres nadie especial, por lo que los pasillos serán parte de tu experiencia. Más te vale ir con ropa y calzado cómodo y tener mucha batería en el móvil para matar los nervios con algo; no está de más que te lleves algo de comer y de beber. Yo me llevé libros, pero estaba demasiado nervioso para leer algo serio. Una buena idea puede ser llevar revistas tontas de esas de usar y tirar para matar el rato.

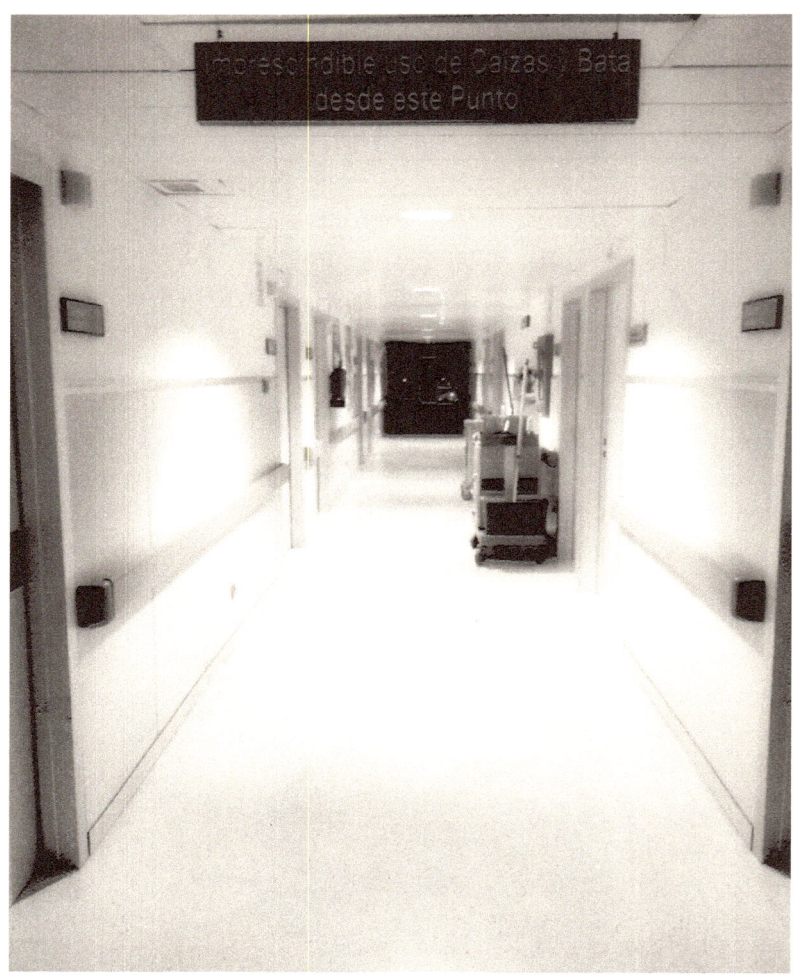

Justo antes de entrar al paritorio en La Paz

El gran momento llega. La nube de enfermeras y médicos que rodea a tu mujer te apartará como si fueras un mueble. Entrarás en un extraño estado de estupor. Algo empieza a salir por ahí abajo. Te parece increíble, una película. Ella aprieta con fuerza tu mano y chilla poseída por algo que no habías visto en ella jamás. Entra en modo *berserker* y dobla las barras de metal a su alcance, te cruje todas las falanges de la mano mientras profiere insultos que a un motero chungo le daría vergüenza pronunciar. Poco a poco, la cabeza peluda de tu hijo empieza a aparecer entre sus piernas, saliendo de dentro de ella. ¡Brutal! De repente, entre los gritos de dolor de ella y de ánimo de la matrona, algo hace que salga el resto del cuerpo, casi a presión.

Ahí está tu hijo, lleno de sangre, arrugado y de color rojizo. Feo como un diablo, extraño, y sin embargo, tan pronto se lo dan a tu mujer te echas a llorar de la emoción viendo a tu retoño y sus manitas diminutas y perfectas abrirse y cerrarse, llenas de sangre y líquido oscuro. Un trozo de carne sanguinolenta lo une todavía al interior de tu mujer. Es mucho mejor que una película de ciencia ficción con zombies. El resto de los detalles transcurren a toda velocidad, porque tú estarás alucinando, diciendo en voz alta para ti mismo «es mi hijo, es mi hijo» con cara de idiota mientras los médicos y enfermeros te apartan para que no estorbes. Disfruta del momento, ya eres padre.

PARTE 2. TU HIJO

LAS PRIMERAS VISITAS AL HOSPITAL

¿CREÍSTE QUE había pasado lo peor?

La historia acaba de empezar. Estas son algunas de las cosas que tendrás que evitar el primer y el segundo día, cuando tu mujer haya dado a luz y tu hijo descanse junto a ella. Puede que opines que exagero, pero créeme, sé de gente mucho mas familiar que yo que ha estado a punto de terminar al borde del asesinato colectivo. La mayoría de la gente esta ansiosa por ver a la criatura que hace ruiditos en su cuna, y que tú llamas «hijo» aunque todavía no te has hecho a la idea que esa cosa es tu hijo/a. Así que, en ese estado de desconcierto en el que te hallas, aún no te has dado cuenta de la que se avecina. Veamos algunas de las situaciones que tendrás que afrontar.

Amigos y familiares que deciden presentarse sin avisar en el hospital. Seguro que te hace mucha ilusión compartir esos escasos cuatro metros cuadrados de la habitación con esos amigos tuyos y otras diez personas que tuvieron la misma genial idea. Tu hijo, a todo esto, llorará como si lo estuvieran degollando, y hace un calor infernal. La sala está atiborrada de transpiración y gritos de «¡ay, qué mono!», «déjame cogerlo» y consejos de todo tipo. El niño sigue llorando y tú no tienes ni puta idea de qué le pasa y tu instinto te pide echar a todo el mundo de la habitación a patadas.

Algunas personas, incluidas en el grupo de personas que querías matar en el punto anterior, te llamarán cada poco a tu móvil para preguntar cómo va todo. Da igual la hora que sea, lo importante es que sepas que se preocupan por ti, e insisten, da igual que despierten al niño que llevas intentando dormir durante horas o que por fin, después de casi día y medio sin dormir, hayas conseguido coger el sueño. Es más, si les cuelgas, ¡insisten! ¡Son adorables!

Da igual que lo evites, te darán todo tipo de consejos sobre tu bebé. Da igual que su experiencia sea de hace cuarenta años. Da igual que nunca hayan tenido uno. Si llora es que no ha comido, eso lo sabe todo el mundo menos tú. La parte buena es que las primeras veces puedes utilizarlos para que se ensucien las manos y te cambien el pañal. Solo funcionará la primera vez, pero algo es algo.

Se colarán en el hospital (si tiene el número de visitantes simultáneos restringidos), eso sí, dejando bien claro a quien van a ver. La persona que vigila las entradas pronto te mirará como si fueras un narcotraficante. No la sonrías o creerá que encima te cachondeas.

Todo el mundo querrá coger a tu bebé. Excepto cuando oigan que se caga. Para eso todos tenemos un sentido arácnido y un olfato superior. En ese caso esperarán a ver como cambias el pañal, por supuesto ofreciendo todo tipo de consejos y mejoras sobre tu forma de hacerlo.

Llama a tu operador para ampliar la tarifa de datos. Estarás enviando fotos, hablando, leyendo o bajándote de todo con tal de sobrevivir a la tensión. Es obvio decir que no te puedes dejar el cargador en casa, llévate dos. Uno para ti y otro para tu mujer.

TU PRIMER PAÑAL

ASÚMELO, TE va a tocar hacerlo. Es parte del orgullo de ser padre. Yo, que soy ingeniero de software, debo decir que es mucho más fácil limpiar un culo y poner bien un pañal que diseñar software robusto. La misma afirmación se puede aplicar a tu profesión u oficio. Si te parece complicado o desagradable es que no has trabajado de verdad en tu vida; yo preferiría tener que cambiar cien pañales *cagaos* a lidiar con algunos clientes, ¿tú no?

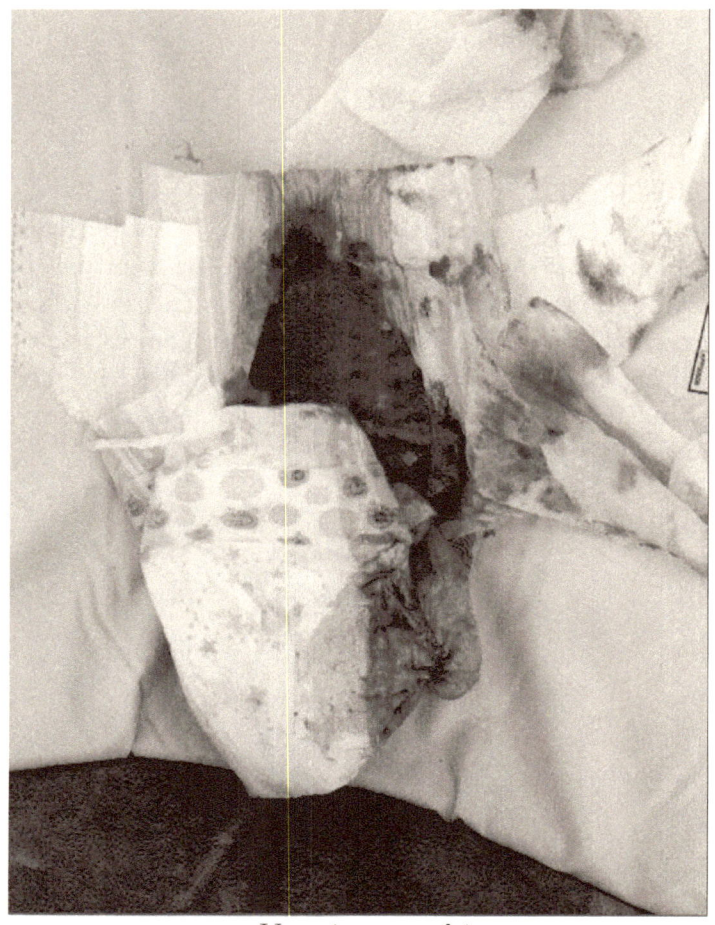

¡Ya estás preparado!

Dos consejos rápidos sobre cómo cambiar un pañal.

1. No te manches de mierda.
2. No te limpies en las cortinas o tu mujer te chillará.

Normalmente, los primeros meses vas a necesitar una media de siete pañales por cada veinticuatro horas; es decir, tu niño caga a una tasa de 3,4 horas por pañal. Mi mejor marca de cambio de pañal es de doce coma cinco segundos, aunque en Youtube he visto vídeos de auténticos hijos-de-puta que los cambian en menos de ocho. Lo importante aquí es no asfixiar a tu niño, tenlo en cuenta. Los piques no son buenos, ni cambiando pañales ni con la moto en los semáforos.

Estos son algunos trucos buenos que aprendí en la clínica. Las enfermeras —sobre todo las mayores— me dieron buenos consejos para los recién nacidos:

1. Evita usar toallitas al principio pues tienen mucha química que quién sabe que puede hacer en la piel de tu hijo. Si las usas, que sean de las buenas, no las de oferta. A los legionarios romanos no les limpiaban el culo con eso y mira lo bien que salieron. Usa una palangana y una esponja para limpiarle el culo con agua y jabón, como Dios manda. Es un puto asco, pero tendrás algo que contar y podrás escribir un libro dándotelas de ecológico. Eso lo puedes hacer con un recién nacido, porque su mierda, aunque creas que es lo peor, es ridículamente inocua comparada con las pedazo de mierdas que limpiarás en el futuro.

2. Si hay una plasta enorme, no hagas caso del punto 1 y usa una toallita para quitar lo más gordo. Cuando ya no dé miedo, pasas por el punto 1 y dile a tu mujer que sí, que todo con agua y sin toallitas.

3. Seca el culo de tu bebe con papel. Sí, el culo mojado, y papel de cocina o papel higiénico normal, así de sencillo, no hace falta papel especial-súper plus que cuesta el doble, vale el mismo que usas (usabas) para limpiar los vómitos cuando llegas (llegabas) a cuatro patas los sábados de madrugada. Eso sí, sécalo cuidadosamente, sin arrastrar el papel por su piel que es más delicada que la tuya, cabestro, simplemente con el contacto, para que el papel absorba la humedad de la piel. Otra opción algo menos rústica es emplear una toalla blanca normal. Pero quedaba muy bien decir primero lo del papel. ¡Esparta!

4. Si es niño y ha salido a ti, le molará mear al techo por sorpresa. Cuidado con eso. Si es niña lo intentará igual; es

divertido ver lo macarras que son los niños, los cabrones siempre ríen cuando la líen parda. En algún momento nos quitaron esa magia cuando crecimos. Diviértete con tus hijos recordando cuando tú la liabas parda y así será más fácil. Si hace el macarra no le coartes y grita «¡Yeah! !Yeah! ¡Yeah!» cada vez que lo mee todo y piensa la cantidad de veces que has querido hacer lo mismo. ¡Yeah!

Enseñé a chocar los cinco a mi hijo cuando le cambiaba y lográbamos no mancharnos de mierda. Así le enseñé también a levantar los bracitos para que no se tocara todo con las manos. Sé que algún día, cuando estén en un concierto de metal, no sabrán qué los hizo adorar a Satán, pero yo sí. Larga vida al rock'n'roll.

5. Puedes volverte loco y comprar miles de trastos: empapadores, fundas impermeables, fundas para las fundas impermeables, cojincitos, esponjitas, cambiadorcitos o todo tipo de gilipolleces que acaban en diminutivo. Pronto verás que no es caquita sino un zurullo como Dios manda, así que déjate de tontunas: lo más práctico son toallas blancas de lavabo, cuestan muy poco (cinco toallas por 10€ en grandes superficies) y las puedes usar para todo: secar, usar de base para poner al niño encima, tapar al niño mientras lo cambias o limpiar rápidamente un *meao* aquí y allá. Las puedes lavar fácilmente y reutilizar hasta el infinito. Creo que los legionarios romanos también las usaban mucho.

6. Aprovecha para cambiar los pañales cuando tengas una visita, dándole el pañal *cagao* y diciéndole «¿me lo sujetas un momento?». Ideal para quitarte de encima a pesados recurrentes. Si no funciona, puedes decirles que bajen la bolsa de basura llena de pañales. Si tiene olfato, no volverá a tu casa hasta la siguiente generación.

Estos consejos los ampliaremos en posteriores capítulos. Como ya empiezas a sospechar, conforme el bebé crece, las reglas crecen. Me temo que esa mini caquita que hace ahora se convertirá en una tormenta de mierda según vayan pasando los meses. ¡Sí! Imagina lo que te espera dentro de dos años: mucha, mucha mierda.

LECCIONES DE ECONOMÍA

UNA DE las cosas que más me sorprendió cuando tuve un hijo es la frase de «verás lo que vas a gastar en pañales», o aquello de «un bebé es muy caro». Algo que asusta, porque al principio hay tantos cachivaches que no sabes ni lo que cuestan ni todo lo que necesitarás.

Teniendo en cuenta que ir al cine son casi 10€, una copa de media son 8€, una ración de calamares en una terraza, unos 10€, y que un par de zapatos son 80€, imagina lo que ahorrarás si te quedas en casa. Vale que cuando crecen tienes que darles la paga, pero de momento impiden que sigas gastando en ocio, porque, amigo lector, el ocio tal como lo conocías se terminó para los siguientes tres o cuatro años. *Game over.*

Quizás un bebé salga caro porque al principio parece que tienes que comprar todo tipo de cacharros desconocidos hasta la fecha. De hecho, existen catálogos de artículos para bebé que son más gordos que el libro de problemas de integrales de primero de Cálculo. Obviamente, si compras un chisme de cada tipo existente en el mercado te vas a arruinar, así que olvídate de comprar todo lo que dicen que deberías comprar tu vecino, tu madre, tu suegra, tu amigo o tu compañero de trabajo. Lo único que necesita un niño es a sus padres, y eso deberías tenerlo. Existe un capítulo dedicado al «hardware» que considero necesario y una sección especial para despotricar contra todas las mierdas inútiles que he visto en las tiendas y he tenido la poca picardía de comprar o de quedarme con el regalo. Si llegados a este punto te adelantaste y ya lo has leído, espero que hayas sido sabio y me hayas hecho caso. Si no me hiciste caso y te das cuenta ahora de lo inútil que es ese pequeño artilugio que compraste, por lo menos pasa la voz a las siguientes hornadas de padres. Esa fue una de las ideas base que me motivó escribir este libro: ayudar a futuros padres.

La ropa es una de las cosas que inicialmente te parecerá cara. De hecho lo es, porque el bebé a lo largo de sus primeros años crecerá y crecerá, de forma que lo que le valía el primer mes no le valdrá ni de sombrero el décimo. La diferencia entre un vestido de marca y uno del centro comercial puede ser de cinco a uno. Las prendas más útiles son las que más rápido se quitan y se ponen. Tú quizás lo dejarías en camiseta todo el día, pero tu mujer, créeme, tendrá un criterio mas variado. Ojo, también se va a dar cuenta si cortas con una tijera los pies de ese body que ya le quedaba pequeño. Da igual que le digas que es la versión de verano, se va a cabrear. Al menos las primeras veces.

Bueno, existe una cosa fundamental que necesitarás, y mucho: tu lavadora, porque a partir de hoy, y ya para el resto de tu vida, pondrás una lavadora diaria. Ríete, pero cuando tu hija sea adolescente será peor. Si eres un poco tiquismiquis con el tema de las posibles reacciones alérgicas al lavar la ropa, que sepas que el detergente para bebés también se puede usar con el resto de la colada; lava igual, aunque es entre un 20 % y un 40 % más caro, según la marca. Quizás lo uses los primeros meses, pero luego probablemente vuelvas al detergente de siempre.

Algunos neohippies dicen que es mejor usar pañales de tela en vez de los de papel de usar y tirar. Si es así, prepárate para poner todavía más lavadoras y rascar primero la mierda a mano. ¿Por qué la palabra hippie y mierda siempre van en la misma frase?

Los pañales de tela, en mi opinión tienen una única ventaja importante, y es que son relativamente más «sanos» que los típicos del supermercado. Si no me crees, huele un pañal (limpio, por supuesto) de cualquier marca. La mayoría de ellos huelen a químico que espanta. Un pañal de tela no deja de ser algo de fibra natural (algodón, lino). En otros países, como Reino Unido, son bastante habituales. Pero no son un ahorro, pues son carillos, ya que no te valdrá con tres, sino que necesitarás un buen pack de al menos doce pañales. Lo ideal, desde mi punto de vista, es usarlos de forma conjunta con los de usar y tirar hasta que el bebe empiece a hacer «cacas como Dios manda». Por que una cosa es limpiar/dejar en remoto los pañales cagados con la caca liquida de un lactante, pero cuando empiezan a comer comida sólida, aquello adquiere un nivel solo apto para paladines nivel diez con armadura mágica e inasequibles a la derrota. Nosotros usamos pañales desechables durante dos meses hasta que sucumbimos a limpiar mierda de forma continua; es un esfuerzo añadido que no recompensa a no ser que exista una razón concreta muy poderosa, como una alergia a algún componente del pañal, y no fue nuestro caso. Solo lo hicimos con el primero, con dos o más hijos lo veo un suicidio.

Un paquete de pañales desechable pequeño viene a costar unos 12€, te durará aproximadamente unos cinco días en el mejor de los casos. 72€ al mes no es demasiado ¿verdad? Si antes no tenías vida social, puede que te parezca caro. Podríamos entrar en otra discusión paralela y pensar cuánto dinero te cuestan realmente algunas cosas que no valoras:

1. Ir en coche a trabajar. Coche, seguro, gasolina, taller y reparaciones.
2. Conocer a tu mujer actual, incluyendo el coste de conocer a todas las chicas anteriores hasta aprender lo suficiente para dar con la gran persona con la que estás ahora: copas, cenas, cines, viajes, etc.
3. Todos los bolsos y zapatos que ya no van a entrar en casa. Ahora entrarán cosas para el niño, que con suerte te las regalan, y que pasados unos años podrás regalar (o ver como el espacio libre en tu trastero disminuye drásticamente, lo mismo que el espacio para tus proyectos personales y los trastos de tus hobbies que empiezan a bordear la zona de peligro).
4. Las copas, drogas, terapias y viajes que has hecho para olvidar a las otras chicas de tu vida anterior.

Piensa lo caro que puede salirte no tener un hijo si sigues ese camino de perdición. En el fondo, gracias a tu chavalín a vas a empezar a dejar de derrochar dinero y centrarte en lo importante: tu familia.

Los mayores costes, con diferencia, son los costes de guardería y tratamientos médicos que no estén cubiertos por el seguro o la sanidad pública. Una guardería por unas cinco horas diarias viene a costar de media unos 300€ al mes, lo que sí empieza a ser una cantidad significativa. Si lo sumamos a los costes iniciales (cochecito, silla para el coche, muebles), leche para recién nacidos (si tu mujer no le va a dar el pecho), papillas, etc., la cosa se dispara bastante.

Si tu mujer da el pecho y el niño no va a guardería hasta al menos el primer año, la lactancia se puede prolongar fácilmente hasta al menos los seis meses, y con esas dos cosas, el ahorro es considerable, ya que cualquier producto relacionado con la alimentación para bebés de menos de seis meses es exageradamente caro. Lo mismo se aplica a la ropa o productos de limpieza. Conforme el bebé crece, todo se abarata. Cuando el enano tiene tres añitos y ya va al colegio, los costes se reducen mucho, ya que un colegio, aunque sea de pago, suele ser más económico que una guardería.

Los viajes con bebés menores de dos años no son caros, ya que no pagan asiento en el avión (van sentados encima de la madre o el padre, con un adaptador especial de seguridad), y cuando empiezan a comer, comen tan poco que les bastará con coger comida de tu plato si no eres un tragón. Un hijo no es caro, lo hacemos caro comprando cosas que nos hacen la vida más cómoda o pagando por servicios para no tener que lidiar con el niño todo el día, guardería o cuidadoras. Lo cierto es que la comodidad se paga, también en la paternidad.

DORMIR. TU OBSESIÓN LOS PRÓXIMOS TRES MESES

LO QUE más hundió al protagonista de *La naranja mecánica* fue que cuando le reprogramaron para odiar la violencia, lo hicieron con la música de la novena sinfonía de Beethoven, de forma que cuando la oía sentía unas náuseas tremendas, como un perro de Paulov cualquiera. Algo parecido parece que le pasa a muchos hombres con el tema del sueño, guardan un «rencor» a esa época donde no pudieron pegar ojo. En el mejor de los casos, a todos nos cambia la vida para siempre. Yo todavía sigo siendo incapaz de dormir más de ocho horas seguidas, y antes de ser padre podría dormir fácilmente diez o doce. A partir del momento en que nazca tu hijo, olvídate de dormir más de tres horas seguidas de media. Seguramente has oído expresiones tales como: «¿Dormir?, ja, ja, ja», o «se te acabó la buena vida». Está estudiado y comprobado que dormir mal afecta a la personalidad, haciéndola más irritable y potenciando la falta de concentración, los pensamientos depresivos, la falta de apetito sexual y energía en general. Dormir (bien) es... sencillamente algo a lo que vas a tener que renunciar durante los próximos meses.

Tu hijo o hija, desde que nace hasta los tres-seis meses, simplemente llorará cuando tenga hambre, cagará cuando quiera (incluso mientras come) y dormirá cuando le dé la real gana. Sí, exactamente lo que te gustaría hacer siempre; se ve que el pequeño retoño es tuyo, ¿eh? Esto hace que sea imposible dormir de forma normal. Si tienes un trabajo con horario fijo, te va a complicar muchísimo la vida. La única solución es montar una cama temporal en el lado opuesto de la casa para que tú puedas dormir y evitar que te despierte. Algunos niños puede que se despierten cada hora y media al principio, en mi caso fue de una media de dos horas. Otros niños pueden llegar a cuatro, pero lo normal es que los primeros meses todos los niños del mundo te despierten cada pocas horas. Te encontrarás gente que lo niegue, pero en estudios serios las cifras son esas. Tu cuñado, tu vecino y el capullo de tu oficina te dirán que no, pero si consultas en la bibliografía que acompaña a este libro, podrás obtener datos reales y callarles la boca. Lo peor de todo es tener que aguantar después de días sin dormir a un idiota diciéndote que tu hijo no es normal, porque su hijo siempre durmió ocho horas del tirón.

Si no tienes un horario fijo en el trabajo, o si puedes teletrabajar, las cosas son algo más sencillas. El objetivo se convierte en dormir cuando sea, como sea, donde sea, el rato que sea. Puede que el concepto de echarte una siesta a las 8 de la tarde te parezca marciano, puede que echar una cabezadita de 4 a.m. a 7 a.m. no encaje en tu modelo de mundo, pero esto es la guerra de guerrillas, esto es supervivencia. Si el bebé llora, no podrás dormir. Genéticamente estamos programados para responder con estrés ante un llanto, así que duerme cuando el niño duerma, llora cuando él llore (tú puedes lanzar juramentos en arameo) y come cuando él coma.

Encontrarás que esos huecos a las cuatro de la mañana donde no puedes dormir son muy productivos. Incluso puedes empezar a escribir un libro sobre la paternidad.

Por lo visto, hay bastante gente que recurre al extremo y peligrosísimo «truco» de irse a casa de sus padres o de sus suegros a dormir. Algo que no recomiendo en absoluto, para no ser bombardeado constantemente sobre conversaciones cíclicas y repetitivas sobre el bebé, cientos de miles de consejos, sermones o comentarios de lo más inocente, que tras ser repetidos un trillón de veces harán que cometas una locura. Además, huir no es más que postergar lo inevitable. Es duro al principio, pero luego casi se podría decir que te acostumbras. En mi caso personal, tras un tiempo de estudio sobre sus patrones de sueño descubrí que tenía tendencia a despertar a ciertas horas de la madrugada (las 2 y las 5.30, más o menos), de forma que logré agrupar sueño más o menos estable de 11 a 2 y de 3 a 5.30. Eso supone que, si tienes suerte, podrás dormir algo. Lo bueno es que ya no te hace falta despertador, sabes que tu hija no fallará. Tras un tiempo de entrenamiento intensivo, puedo decir que mis hijos me han enseñado que dormir tanto no es necesario. Yo antes dormía mucho más. Y mejor. Y lo cierto que añoro aquella época donde dormía hasta reventar, para que nos vamos a engañar.

Dormir y lactancia. Colecho

El mejor aliado del hombre a la hora de dormir es la lactancia, porque es una cosa que un hombre no puede hacer. Eso significa que podrás dormir si dejas que tu mujer le de pecho cuando el niño se despierte. Un biberón no es lo mismo; al bebé lo tranquiliza el olor de su madre, su calor, el tacto de su pecho, y sobre todo, que la leche natural no es ni remotamente como la artificial... Aaah, ¡qué importante es la lactancia! Digo esto porque si tu bebé se alimenta con biberón, es algo que sí que podrás hacer tú. Te tocará calentar el biberón, acunar al niño mientras se lo toma y probablemente aprovechar para dormirlo justo después.

Mi consejo es que tu mujer haga colecho y lactancia desde el primer día: dormiréis mucho más.

DURMIENDO A TU BEBÉ

BUENO, ESTE es uno de los capítulos más importantes. Espero no llegar tarde. Aquí vas a tener que tomar algunas decisiones clave. Es importante que leas con atención: la mayoría de los bebés tienen una forma «preferida» para dormir, y tú acabarás usándola, sea cual sea. Yo me reía hace algunos meses de esos pobres desgraciados que tenían que bajar al niño al coche para que se durmiera, pero el hecho es que mi niña, para que se duerma, tengo que hacerle «la cuna aérea»: la sostengo en brazos —a pulso, sin apoyarla en nada— haciendo una especie de hamaca con mis brazos. Cansa mucho, pero podría haber sido peor.

No tiene sentido enumerar las cientos de formas que tienen los niños de coger el sueño, lo importante es que identifiques cuanto antes la forma que tiene tu bebé, y sobre todo, que cuando es pequeño no intentes algunas formas de dormir que hayas oído o que se te ocurran de forma espontánea, ya que si el niño la adopta como «favorita» será la que exija para dormir, y al final... tendrás que hacerlo una y otra vez, cada día, así que evita probar o reutilizar ningún «truco» que no seas capaz de repetir cientos de veces los próximos meses. Si tu hijo/a se duerme cuanto tú haces el pino-puente, te recomiendo que no «lo pruebes». El consejo no solo vale para bebés; tengo un conocido cuyas hijas de siete y cinco años le exigen diariamente que les cuente un cuento cada noche antes de irse a dormir, o si no, no se duermen. Como en cualquier película de terroristas: no cedas nunca ante el primer chantaje, o sabrán que funciona y qué hacer para lograr lo que quieren. Dicen que los bebés a partir de seis meses ya negocian con rehenes y están incluso acostumbrados a entregar señales de vida. Prepárate.

Muchos niños lloran porque no pueden dormir; es decir, tienes que dormirlos, no duermen solos como el resto de criaturas vivas del planeta. No; necesitan que tú dejes lo que estás haciendo y los ayudes a dormir. Esto, que es un horror, puede convertirse en algo bueno, pues es una cosa en la que puedes ayudar a tu mujer. Hasta ahora, ellas ganan por goleada: son carne de su carne (es decir, ha salido de su carne), ellas tienen tetas que dan leche y tú no, y ellas han pasado más tiempo con el bebé que tú. Muy probablemente, a estas alturas, si echas cuentas de pañales cambiados y trucos varios, tú vas perdiendo, pero esta es una gran oportunidad de recuperar puntos. Si dominas la técnica secreta del sueño, tu mujer te rogará que duermas al bebé cuando ella no pueda hacerlo. Y ese será tu momento, donde te remangarás y le susurrarás despacio, mirándola a los ojos: «Mira y aprende».

Es un momento épico de satisfacción cuando coges a tu bebé que lleva llorando una hora y en apenas unos minutos logras que se relaje y se quede frito. Aprovéchalo; tú no tienes tetas, tú no tienes paciencia, tú no puedes soportar aguantar a todas las madres hablando veinticuatro horas al día de cremas para el culo, técnicas de amamantamiento y trastos de nombres espantosos. No tienes valor para ordenar la montaña de chismes que hay en el cuarto del bebé, hace tiempo que desististe de intentar que tu mujer dejara de aceptar regalos y coleccionar todo tipo de muestras de productos de farmacia para bebé. Te da miedo mirar ahí. Pero tú puedes dormirlo: ¡Ja!

Claro está: no hay que abusar, ya que si no se pierde el efecto. Es recomendable alternar con el momento de bajar la basura más apestosa, recoger la mierda que ha regado la habitación o matar al bicho que ha entrado por la ventana y que ha puesto en fuga a tu mujer; ya sabes, haz algo útil, gánate la P de padre, y no seas un patán

Quizás esperas que ahora te cuente la fórmula mágica de cómo dormir un bebé. Si fuera así el título de este libro sería *Como lograr que tu bebé se duerma en cinco minutos* y sería un *bestseller* inmediato, porque el truco no existe. De hecho, lo que funciona con un mes, no funciona ya con seis meses, ni mucho menos con tres años. Pero te contaré algunos consejos prácticos que pueden servirte para descubrir tu forma personal de dormir al bebé.

Acunar

La cuna es la mejor forma de dormir al bebé. Si haces caso a lo que te explicaré en el Anexo y compras una cuna que se puede mecer, esta será con total probabilidad la mejor manera de dormir. Procura que haya algo de luz tenue, que no haya ruidos fuertes (golpes de muebles, música, televisión) y habla suavemente a tu bebé, que sepa que estás con él, y mece la cuna de forma rítmica. Cuenta cada vez que la muevas, y procura que cada vez que la mueves sea igual que la anterior. Si lo haces bien, al llegar a trescientos igual vas cogiendo sueño, sí, tú. Eso es buena señal. El momento mágico es cuando empieza a parpadear más despacio, como si le costara. Eso es que empieza a tener sueño. No pares. Cuando parezca que se ha quedado dormido, hazte otros cien meneitos más, hasta estar cien por cien seguro de que ha caído.

El cochecito

A falta de cuna, podrás usar el carro, tumbándolo en posición totalmente horizontal. El movimiento de adelante-atrás es similar al de acunarlo en la cuna, y el proceso, equivalente. Se aplica el mismo criterio de luces tenues, ausencia de ruidos, hablarle bajito, etc.

Osito abrazado

Abrázalo y camina por la casa. Si tienes un salón grande, camina en círculos mientras, con la luz casi apagada, le susurras bajito. Si no cae, ponte unos cascos y ve una película mientras lo meneas. Es duro, pero al menos podrás ver alguna película.

La alfombra

Yo tengo una alfombra muy mullida en el salón, y muchos cojines. Mi hija de tres años es difícil de dormir —mucho más que su hermano de dos—, así que cuando no tenemos paciencia y ella no tiene sueño, simplemente esperamos a que por aburrimiento se quede dormida. Obviamente no puede haber nada que mantenga su atención: ni televisión, ni juguetes que le gusten, ni hacerle caso: cosquillas, juegos, etc. Yo me limito a leer mirándola con el rabillo del ojo como se empieza a tumbar, pone la cabeza en un cojín y ella misma empieza a dormirse. Suele costar tiempo, pero es un buen preludio para que ella entienda que se debe dormir sola.

El osito de peluche

Un clásico, aunque no funciona con todos los niños. Cuando mi hijo de dos años está agobiado y llora porque no puede dormir, le alcanzo su osito, y lo abraza mientras acuno a los dos. Esto le da seguridad y es una especie de «plus» que facilita la tarea de dormirlo, y se puede sumar a cualquiera de los métodos mencionados antes.

Contarle un cuento

Yo tuve que abortar esta peligrosa costumbre, ya que me dormía antes que mis hijos. Dicen que funciona, pero cuidado: limita el cuento en extensión y tiempo o puede que te pases los próximos cinco años de tu vida contándoles cuentos interminables cada noche.

Respiración suave

Inspirar y espirar despacio y cerca de tu bebé puede tranquilizarlo y ayudarlo a conciliar el sueño. Yo lo hacía con él sobre mi cuerpo, o a su lado, y después de unos minutos lograba que se durmiera.

MI GATO Y MI HIJA

SI LEES en Internet o escuchas a tu suegra, tía, abuela, o vecino del quinto puedes quedar espantado con historias terroríficas donde un gato, primo hermano de Alien, destrozó a arañazos a una criatura diminuta e indefensa, o donde un gato asfixió a un recién nacido poniendo su culo peludo encima. También hay quien dice que los pelos de gato «flotando» en el ambiente pueden asfixiar a una criatura pequeña. Supongo que quien dice eso se imagina que vivir con un gato es tener una casa en penumbra llena de telarañas, ratones muertos colgados de las vigas del techo como si fueran jamones y cientos de ovillos de lana abandonados en las esquinas, sepultadas por montañas de porquería y pelos aplastados. Probablemente el culo de mi gato huela mejor que las casas de esos que piensan que los gatos son sucios. Si es tu caso, puedes saltarte este capítulo, porque no tendrás gato ni perro ni nada que ensucie ni contamine, y cuando entras en casa con las zapatillas que pisaron los vómitos de borrachos de ciudad, así como las mierdas putrefactas de perros callejeros, seguramente las descontaminas en un cuarto especial, ¿verdad? Si has caminado por las calles del centro de tu ciudad, debes saber que el párrafo anterior no es una exageración.

En cualquier caso, yo no dejo a solas a mi gato y a mi hija, al igual que no dejo a solas a mi hija consigo misma. Más que nada para evitar que le dé por improvisar un paso de baile a lo gusano y haga *balconing* desde la cuna. Los médicos recomiendan no dejar a los bebés solos mucho tiempo para que no se queden boca abajo. Hay estadísticas que afirman que los bebés que se quedan dormidos boca abajo pueden morir por el síndrome de muerte súbita. Esto es mucho más peligroso que tener un gato en casa, pero probablemente el listo de tu vecino no lo sepa. Existen bastantes amantes de los animales que han criado a sus hijos desde pequeños con perros y gatos, ¡y algunos dicen que es hasta bueno! Si, bueno, hay perros se comen niños, pero también hay más familiares que abusan de niños, y no por ello los abandonamos en una gasolinera.

Existen algunos estudios más o menos serios sobre los beneficios de que un niño crezca en compañía de un animal; esto es, viviendo con él en la misma casa, y no dentro de una jaula o una pecera. Hablamos de animales que se puedan sobar y perseguir por la casa. Por ejemplo está el caso de Deborah Wells, psicóloga irlandesa de la Universidad de Queen, publicado en el 2007 en la revista *Public Health*. El estudio afirma que los beneficios físicos son importantes. Desde la mejora en el índice de colesterol y presión arterial o el restablecimiento de la movilidad hasta el fortalecimiento de los músculos gracias a las caminatas que se realizan para sacarlos a pasear o el trajín que se tiene cuando se les persigue por la casa, e incluso la mejora del ritmo cardíaco. Desde el punto de vista psicológico, el estudio indica que el beneficio que los animales de compañía pueden dar a sus dueños es muy notable, pues les disminuye la ansiedad y el estrés, mejora el estado de ánimo, reduciendo la depresión y favoreciendo el apego a la vida y la vitalidad, pero sobre todo fomentando las relaciones personales y la comunicación que se establece entre los dueños de mascotas.

En el caso de niños con problemas psicológicos o emocionales, la mascota puede jugar un papel determinante al conducirlo hacia el mundo real: un perro, por ejemplo, juguetea con su pequeño amo y lo persigue incansablemente, favoreciendo de esta forma su respuesta social.

Más datos sobre los beneficios de la crianza con animales de compañía:

En una investigación publicada el 2002 en el *Journal of the American Medical Association* se realizó un seguimiento a 474 bebés sanos del área de Detroit (EE. UU.), desde su nacimiento hasta los seis o siete años. De ellos, 184 estuvieron expuestos en la infancia a animales y 220 no tuvieron contacto con mascotas. Los niños que vivían con perros o gatos tenían 50 % menos probabilidad de desarrollar alergias, en comparación con los que no tenían ninguna de las dos mascotas en el hogar. La razón es que los niños que tienen animales domésticos como perros y gatos desarrollan un sistema inmunológico más fuerte.

Esto también contribuye a que pierdan menos días de clase por enfermedad. Así lo concluyó un estudio realizado por investigadores de la universidad británica de Warwick, luego de realizar pruebas de anticuerpos a casi 140 niños. Los investigadores establecieron, además, que los mayores beneficios se presentaban en los niños de entre cinco y ocho años, quienes asistían a clases 18 días más que los niños que no compartían vivienda con mascotas.

Otro estudio, la investigación de Public Health Reports, asegura que el 99 % de las personas que sufren ataques cardíacos y tienen perros siguen con vida un año después, frente a solo el 70 % de quienes viven solos. De hecho, los adultos mayores que viven con mascotas registran un 21 % menos de visitas al médico.

Es cierto que hay estudios para todo. Pero cuando veas el cuidado que tiene tu gato con el bebé y lo paciente que es cuando le tira de los bigotes, te das cuenta que tu animal forma parte de la familia, y el respeto y cariño a los animales es algo que, enseñado desde la infancia, siempre será positivo. Si tu hijo aprende a respetar y apreciar la vida desde pequeño, será mejor persona.

Además, si el gato juega con tu hijo, o tu hijo se entretiene persiguiéndolo, te dejará un rato en paz para que puedas, por ejemplo, seguir leyendo este libro.

Algunos consejos prácticos sobre cómo preparar la visita del bebé a casa y que tu animal no se sienta desplazado.

1. Prepara la habitación del niño con tiempo y deja que el gato explore. No hagas que se sienta excluido. Si se

sube a la cuna, cógelo con cariño y déjalo en el suelo, pero sin reñirle ni pegarle voces. Recuerda que a los gatos no se los educa con represión sino con constancia y refuerzo positivo. Un gato siempre reaccionará mal ante un castigo y se «vengará» tarde o temprano.
2. Si habitualmente cortas las uñas del gato, ahora más.
3. Limpia el cajón de arena del gato más a menudo, no sea que te encuentres alguna «croqueta» inesperada en la mano de tu niña cuando aprenda a hacer incursiones de exploración por la casa.
4. Cuando el bebé haya nacido, lleva algo de ropa (sucia) del bebé a casa y déjala que el gato la olisquee, para que cuando llegue a casa el olor le resulte familiar.
5. Cuando ya estés en casa, deja que el gato se acerque cuando el bebé esté mamando. Solo quiere olerlo y «ver que es». No le hará nada. No obstante, protege al bebé con las manos si lo estás pasando mal.
6. El gato será cauteloso y cuidadoso al principio. Procura tener paciencia y no dar un grito o hacer un movimiento brusco. El propio animal se pondrá cómodo cerca, y se sentirá uno más de la familia mientras la madre da de comer.
7. Si antes eras cariñoso con el gato, sigue siéndolo. Que no se sienta excluido. Aprovecha que estás más tiempo en casa por el bebé para pasar más tiempo también con tu animal; al fin y al cabo también lo quieres a él, ¿no?
8. No dejes que nunca se suba a la cuna, ni aunque no esté el bebé. Si le pillas haciéndolo, cógelo con suavidad y déjalo en el suelo.

Mi gato tenía como costumbre dormir con nosotros en la cama. Con la niña, cerramos la puerta del dormitorio para evitar que estuviera suelto cuando estuviéramos dormidos. Las primeras noches se las pasó maullando y rascando la puerta para que lo dejáramos entrar. Tardo cuatro noches, pero al final se acostumbró (previa ración de mimos y comida extra). Ahora, cuando la niña está un poco más crecida, ya duerme de nuevo con nosotros.

LACTANCIA MATERNA

SÍ, BUENO; asúmelo, compañero: esto es algo que tampoco podemos hacer. Llevas ya la cuenta, ¿no? Pues esta es otra de las cosas importantes de la crianza de un niño, quizás una de las más importantes: la lactancia materna.

Antes de ponernos serios y enumerar las ventajas de la lactancia materna: sí, a las mujeres les crece el pecho. A algunas de forma espectacular. Yo era de los que estaba espantado cuando oía de mujeres que dan el pecho a sus hijos de dos años, pero cambié de idea después de racionalizar las ventajas tanto para el bebé como para el padre. Pase lo que pase, no pierdas los papeles. Vale que la lucha de sexos sigue en pie y que ellas van ganando, pero no, no somos iguales. Ellas dan de mamar y nosotros cazamos osos para alimentar a la manada. Punto.

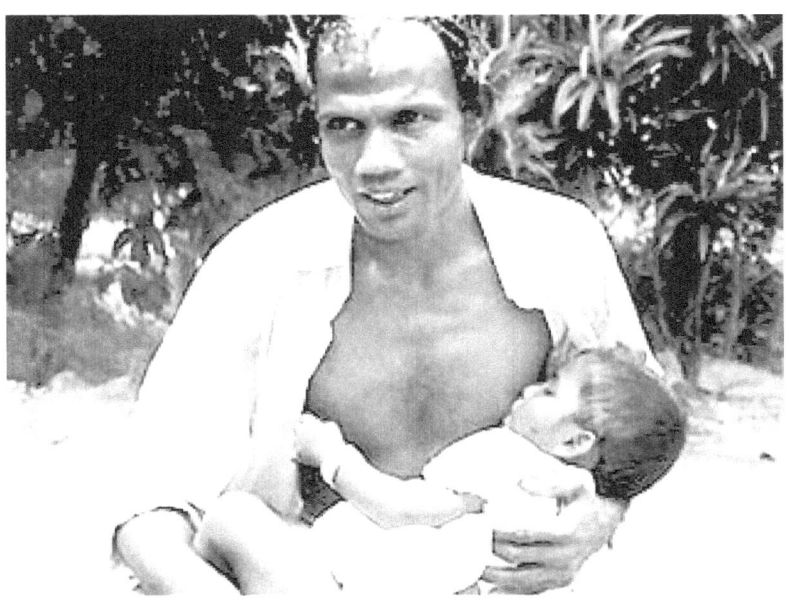

El periódico *The Mercury* narraba la historia de un habitante de Sri Lanka de 38 años que dio de lactar a dos de sus niñas después de que su mujer muriera tras el nacimiento de su segunda hija.

Hay algunos freaks en Internet que dicen que estimulándose el pezón durante veinte minutos pueden producir leche igual que una mujer. Si estás considerando este punto, te pido por favor que quemes el libro que estás leyendo en este momento y olvides mi nombre. El propósito de que mencione esto no es animarte a ello, es que entiendas que la mujer y el hombre son diferentes, y que la lactancia es algo que la mujer puede hacer y debe estar orgullosa de ser quien puede hacerlo. Tú puedes hacer otras cosas casi igual de importantes, como hacer la comida, fregar ollas y pasar la aspiradora o echar a las visitas pegajosas.

Empecemos a hablar en serio: ¿Por qué la lactancia natural es tan importante? A través de la leche de la madre no solo se pasa «comida» sino también anticuerpos. Algo que por mucho que nos mientan, no pueden hacer las fábricas que crean la leche en polvo para biberones. Podrán meterle todo tipo de suplementos, pero nunca podrán pasarle los anticuerpos que tiene la madre. Además, si el bebé tiene algún tipo de infección o virus, este se lo «comunicará» a través de la saliva cuando mama de la teta, y la madre reforzará en la leche el tipo de anticuerpos o contramedidas de defensa para el bebé, como si la nave nodriza enviara refuerzos a la pequeña nave con la que tiene contacto todavía.

Durante siglos, las mujeres han alimentado a sus hijos con leche materna. La legión romana, las falanges espartanas, los conquistadores españoles, todos con teta. Fue a partir de mediados del siglo XX cuando algunas empresas vieron el chollo y empezaron a contaminar mentes con la idea de que la leche artificial era mejor que la leche natural. Es cierto que parece que duele al principio, y que la madre tendrá todo tipo de dudas: ¿será la leche suficiente?, ¿daré buena leche?, ¿no sería mejor complementar con un biberón para que no pase hambre? En los hospitales y centros de salud están cada vez mas concienciados sobre las virtudes de la lactancia materna. Aunque lo mejor es acudir a un grupo de lactancia o una asesora de lactancia, donde te ayudarán encantadas y con conocimiento de primera mano. Ojo, mejor que llame tu mujer, puede quedar raro si llamas tú. No lo dejéis, puesto que una vez que la leche se retira, ya no hay vuelta atrás o esta es especialmente complicada. Aquí tu principal función es apoyar y animarla a que vaya a un grupo de lactancia si está indecisa, tiene dudas o hay problemas, aunque sean leves. Lo más importante es que no dudes de la capacidad de alimentación de la madre —ella ya tendrá sus propias dudas—, y que seas consciente de que igual que tú, ella está igual de insegura respecto a la fiabilidad de sus conocimientos sobre cómo funciona el mundo de la teta materna. Y tú que pensabas que sabías de tetas...

Existen razones científicas —que no voy a exponer porque son científicas y por lo tanto cansinas de explicar y nada divertidas— que demuestran claramente que el hecho de dar biberón hace que disminuya la leche disponible en la teta de la madre, de modo que a más biberón, menos leche producirá el cuerpo de la madre. Es por esto que la industria sigue insistiendo en conceptos como «leche de complemento» u otras artimañas para vender más. Una vez que se le retira la leche a la madre, la única forma de alimentar al bebé es a base de leche artificial. Sobra decir que parece un gran negocio.

La leche de la madre se autorregula; es decir: el niño come cuanto quiere, y a más demanda, más producción en la teta de la madre. Es un sistema con cientos de miles de años de antigüedad, dudo que ninguna empresa, aunque sea suiza, pueda mejorarlo. Algunos médicos jugaron a ser Dios a finales del siglo XIX y principios del XX, regulando cuando el bebé tenía que comer y cuando no. Los mismos hijos de puta que verían con malos ojos que salieras de bares, sonrieras a mujeres desconocidas y te levantaras a las tres de la tarde los sábados. ¿De veras les harías caso sobre la crianza de tu hijo? Déjale que se agarre a la teta cuando quiera. Es gratis, es bueno, está calentito y es algo que su madre le da con todo el amor del mundo. ¿Cuándo en la vida se volverá a encontrar un chollo semejante?

Pregúntale a tu madre cómo te crió. Igual te sorprendes de saber que estuviste pegado a una teta varios meses, y tan feliz. Quizás por eso ahora sigues buscando más.

Si tu mujer no ha pensado todavía en ello, o tiene sus reservas por el hecho de que se le vaya a estropear el pecho o cualquier otra razón, anímala a informarse; para eso mismo existen grupos de apoyo de lactancia, para ayudar a mujeres sin experiencia a entender como funciona y mantener la lactancia el tiempo que deseen. Estas organizaciones suelen estar al margen de los servicios médicos oficiales o privados, y suelen autofinanciarse y ser organizaciones sin ánimo de lucro.

La lactancia une aún más a la madre con su hijo, lo que hace que cuando esta se acabe, ella pierda algo importante. Se habla mucho de la depresión postparto, pero existe también un efecto cuando la madre deja de dar el pecho al hijo, porque siente que «deja de ser útil» de alguna forma. Estate atento y hazle saber que tu nunca dejarás de apreciarlo, aunque no dé leche.

Si hasta ahora no te he convencido, o directamente te da igual porque consideras que es algo que depende de la madre, te contaré las cosas que desde el punto de vista del hombre te interesan saber:

1. Si no le da teta, hay que esterilizar biberón una vez al día (¡deberías!). Preparar la leche, y limpiar el biberón después de que coma. A las cuatro de la mañana es una labor titánica.

2. Generalmente, un bebé come cada 2-3 horas, incluidas las noches. Imagínate el baile nocturno cada noche: ¿a quién le toca darle el biberón, a ella, a ti o al gato?
3. Si ella le da la teta, tú no tienes que hacer nada. Creo que ya lo he dicho antes. Pero es que es importante. De verdad.
4. La leche para bebés es cara de narices y se gasta rápido.
5. Si ella le da la teta, tú no tienes que hacer nada. Incluso puedes dormir cuando ella lo hace. ¿Lo he mencionado ya?
6. ¿Todavía sigues leyendo? ¿De veras no te has dado cuenta de lo maravillosa que es la lactancia para todos?
7. Si lo que te da miedo es que se le caigan las tetas a tu mujer por dar el pecho, puedo decir que tras mis muchas investigaciones y estudios de campo, que la edad, la gravedad y la genética son factores mucho más influyentes que la lactancia.

No todo es maravilloso, hay algunos puntos a tener en cuenta:

1. Si te da cierto pudor que tu mujer se saque la teta en cualquier lugar, generalmente caminas delante de ella, lleva un velo que la cubre y la mera mención de que tenga una conversación con otro hombre te enciende, quizás la lactancia no sea lo tuyo.
2. La lactancia suele llevar aparejado el colecho, que es algo de lo que hablaré en el siguiente capítulo. Básicamente consiste en meter el bebé en la cama con vosotros, para que este pueda aferrarse a la teta de su madre cuando quiera y así dormir toda la noche del tirón sin que tu pareja o tú tengáis que despertaros.
3. Lo más violento, enfrentarse a ciertos lugares (restaurantes, cafeterías, tiendas) donde está mal visto que una mujer ofrezca su pecho a su bebé. Ahí es donde puedes sacar tu hombría y repartir hostias o amenazas al gusto;

en cualquier caso, nunca es agradable cuando alguien interrumpe algo íntimo para recriminarte algo y llamarte la atención.

COLECHO

EL COLECHO consiste en dormir con el bebé en la misma cama; esto incluye a la madre y al bebé, el padre es opcional.

Esta es una de las «opciones» que tienes a la hora de elegir tu modelo de crianza, ya que las otras dos alternativas son tener al niño en tu habitación, pero en su cuna/moisés, o tener al niño en una habitación separada. El colecho y la lactancia están en el mismo «pack» conocido como «crianza con apego». Es un arma de doble filo porque hará que la criatura dependa más de la madre los primeros años de su vida; sin embargo también tiene ventajas prácticas, porque se despertará menos por la noche y tu dormirás mejor.

Lo normal es que el colecho comience desde los primeros días de vida del bebé, aunque hay que tener especial cuidado los primeros meses para evitar que un mal movimiento en la cama tenga consecuencias fatales, y se deben observar ciertas precauciones adicionales, como prescindir de edredones —mejor mantas—, o evitar que si la madre tiene el pelo largo, duerma con él suelto. Vamos, que no es simplemente meter al bebé en la cama y ya está. El colecho no es seguro para los bebés alimentados con leche artificial, ya que duermen más profundamente y existe un mayor peligro de asfixia, porque no buscarán la teta de vez en cuando. Si uno de los dos adultos que colecha bebe alcohol o fuma, no es seguro tampoco. Drogas, menos aún, y esto puede incluir medicación para el sueño o similares.

Tribus de todo el mundo llevan haciéndolo toda la vida y han sobrevivido. En Japón, país poco dudoso de tener una cultura primitiva, siguen haciéndolo en la actualidad. El hecho es que la forma «occidental» de aislar al niño en una cuna-prisión, encerrado en su habitación-zoológico de cositas dulces y redondas es algo bastante nuevo que tiene que ver con la época victoriana. Época conocida por su tolerancia, libertad y motivación emocional.

Hoy día, muchos prefieren dejar a sus hijos en una cárcel a escala, dentro de una habitación aislada de sus padres, y cerrar la puerta para que llore y se desfogue. Esas mismas personas critican a las personas que acogen a sus retoños en sus camas para que estén calentitos y bien. Colecho no significa dejar al niño hacer lo que quiera, igual que habrá padres que a pesar de que sus hijos duerman en su propia habitación les dan todo lo que quieren «para que se callen». Hay que separar las necesidades físicas de las necesidades emocionales. Un niño, por pequeño que sea, no puede pasar por encima de la vida de sus padres. Los límites los ha de poner cada uno, no hay una receta, y menos en esto.

Si crees que es un problema para tu pareja que tu hijo/a duerma en tu cama hasta el año o año y medio, no inicies el colecho o lárgalo antes de que llegue al año, porque luego será complicado. Si te gusta que te den patadas en la boca o hacer una H en la cama con tu mujer a un lado, tu en el otro y tu vástago en medio, te recomiendo el colecho; descubrirás que tienes una reserva de paciencia que no habías usado nunca. También descubrirás que dormir en el sofá no es tan malo.

La gran ventana del colecho es que si lo combinas con la lactancia, la criatura hará un *self-service* con la teta de tu mujer y podrás dormir casi del tirón. La desventaja es que tu cama dejará de ser tuya.

TU HIJO ES COMO UN MELÓN

POR TRADUCIRLO a términos populares, parece que unos salen buenos y otros no. Si te fías de tu suegra, de la vecina del quinto o de los tropecientos libros, blogs y mierdas varias de artículos que leas, puede que piensas que haces algo mal, pero no, amigo. Si tu hijo llora y crees algo está mal, que no puede ser... ¡Bienvenido! Si al leer esto crees que estoy exagerando, puedes pasar de capítulo, afortunado lector. Tengo amigos que no recuerdan que el primer año de vida de su bebé fuera especialmente duro; para otros ha sido un infierno. Yo, como he tenido dos experiencias, puedo afirmar que una fue un infierno, y la otra muy fácil.

Vale, si estás desesperado porque tu hijo llora mucho, estás en el capítulo correcto. Debes saber que aunque tu madre te diga que tú no llorabas nunca, es como si le preguntas a una mujer sobre el parto, muchas dirán que no era para tanto el dolor, incluso algunas dirán que prefieren hacerlo sin epidural la próxima vez. ¿Recuerdas a esa hija de puta que te retorcía la mano y que vomitaba palabrotas en el paritorio? Sí, bueno, pues yo intuyo que la misma «mierda» que toma para olvidar ese trance le hace olvidar con el tiempo que cuando su hijo era un bebé lloraba y le hacía pasar las noches en vela. Olvidamos rápidamente los detalles difíciles de experiencias traumáticas.

Desde que tengo un bebé, mi vida se divide en tres tercios: mañana, tarde y noche. Puede pasar una buena mañana, pero una mala tarde, y tendrás suerte y pasará buena noche. Puede que duerma bien y os dé una mañana apacible, pero la tarde será infernal, pero lo peor es cuando tiene una buena mañana, y durante las visitas de por la tarde esté como una rosa: te hará parecer un cretino quejica porque nadie creerá que chilla como un jabalí. Podéis caer en el error de pensar que por fin os dejará dormir. Error: tendrá una noche infernal. Es mi regla de los tercios: o mañana, o tarde o noche, pero una te la vas a comer. Hay otros niños que son dos tercios, y dicen las leyendas que circulan entre el gremio de las enfermeras que hay niños 24/7. Veinticuatro horas, siete días a la semana dando por culo. La buena noticia es que los niños cambian con el tiempo, aunque con otras edades también traen nuevos problemas.

Puede que antes de tener el hijo tuvieras ciertas decisiones al respecto ya tomadas, en plan «no le dejaremos dormir en la cama», o «no creo en el colecho», o «tendrá sus horarios desde el primer día». Infeliz. Igual un día te descubres a ti mismo durmiendo en la bañera —muy contento y relajado—, con el gato durmiendo en la cuna y tu mujer hecha una pelota en una esquina de la cama. Mientras, el bebé duerme plácidamente en el centro de la cama de matrimonio con una sonrisa angelical.

Leerás todo tipo de trucos, te contarán todo tipo de movidas más cercanas a los rituales de magia que a la ciencia y acabarás aferrándote a casi todo, pero descubrirás que los niños son como los melones, que por mucho que te digan, solo tú sabrás como funciona, así que lo siento: no hay recetas mágicas. Cada niño es diferente a los demás en hábitos, gustos, particularidades y personalidad. Si tienes varios hijos me darás la razón, como ha hecho cada padre con el que hablado en los últimos cuatro años. Los padres con un solo hijo tienden a ser mas dogmáticos, porque hablan de la única experiencia que conocen, pero los padres de tres y cuatro hijos son mucho más abiertos debido a sus propias vivencias.

Así que si tu melón ha salido bueno, por favor, cállate y no se lo restriegues a los demás padres: di que también llora, mucho mucho.

LO NATURAL

UNO DE los temas más recurrentes en los libros sobre niños y maternidad es la palabra *natural*. Para ellos, lo natural, lo que viene directamente de nuestros genes, es que el niño llore cuando no le hacemos caso, y por tanto, lo natural es que le demos toda la atención del mundo. Entérese, señor escritor, lo natural en este mundo es que los cojos se mueran solos y viejos, y que las mujeres muy hermosas tengan muchos hijos, y así podríamos seguir hablando de lo natural hasta llegar a una conclusión: lo natural no es siempre deseable.

Gracias a la ciencia y a nuestra manía de hacernos preguntas, el ser humano es el único animal que ha huido hace siglos de las leyes de la evolución; yo mismo, según las leyes de lo natural, no debería tener hijos ya que habría muerto ya varias veces por diversas enfermedades y/o accidentes. Entonces ¿debo regirme por esos mismos principios que dicen que yo no debería ser padre? Está bien como idea decir que los niños solo son unas criaturas desvalidas y que los padres deben darle amor y cariño a todas horas, darles la teta hasta que dejen de pedirla —aunque sea a los seis años—, dejar de trabajar para estar con ellos, y por supuesto, dejar que duerman con los padres hasta los doce años. ¿Y por qué no?

Porque hay que trabajar, porque es necesaria la intimidad en una pareja, porque es importante que los niños aprendan desde el principio que la vida tiene límites y que existen roles y jerarquías. Necesitamos que aprendan desde el principio que no todo vale y que la libertad tiene un precio. Nada de esto tiene que ver con querer menos a tus hijos. Por si fuera poco, en cada país las normas sociales son diferentes, de forma que tendremos que enseñar a nuestro hijo que vivir en un país, vivir en una sociedad, tiene algunas reglas que hay que respetar, nos guste o no. Huid como la peste de esos argumentos que empezarán siempre por la palabra «genes» o «lo natural». ¿Qué sabrán esos de lo natural? Escribiendo un libro sobre la maternidad, sobre la lactancia, sobre el vínculo entre una mujer y su hijo... ¡Si son hombres!

Dice mi madre de mí cuando apenas levantaba un metro del suelo, que no había niño más bueno, que no lloraba nunca. Por estas teorías naturalistas, yo debería haber muerto en la tierna infancia al no reclamar la protección de mi madre constantemente. El hombre siempre tiene preguntas para todo, y por supuesto, siempre habrá quién le dé una respuesta. Yo soy más bien del tipo que siempre tiene más preguntas que respuestas, porque estas últimas se suelen obtener solas cuando se hace una buena pregunta a tiempo.

De las tres opciones ¿cuál te parece la más apropiada?:

a) ¿Es normal que mi hijo llore tanto? Pues mira, no lo sé, no hablo su idioma.

b) ¿Es normal que mi hijo adolescente me odie? Pues mira, no lo sé, no hablo su idioma.

c) ¿Es normal que mi mujer me cuente sus problemas y se cabree cuando la interrumpo para intentar aportar algo? Pues mira, no lo sé, no hablo su idioma.

Quizás el problema de los hombres es que nos cuesta escuchar otra voz que no sea la nuestra. Quizás el problema es que diferentes grupos tienden a hablar con sus propias reglas, y fuera de estos patrones no hay quien los entienda. Dime qué te parecen estas otras preguntas:

a) ¿Tío te vienes el sábado de juerga con X e Y?

b) ¿Tío me dejas tu coche para salir esta noche?

c) Tío, estoy harto de mi curro, ¿crees que debería buscarme otra cosa?

No parecen preguntas complicadas de responder. ¿Por qué no puede ser tan fácil con los niños, los adolescentes o las mujeres?

Supongo que ya sabes la respuesta. Y no, no es porque cien mil años de evolución hayan hecho que los niños lloren cuando quieren teta. La comunicación es compleja, y tendrás que averiguar tú mismo, con tu niño, tu mujer o tu hijo adolescente cuales son las reglas. No dejes que nadie te diga en base a las «reglas naturales» cómo tienes que actuar. Busca esa comunicación, explórala y utilízala para mejorar tus circunstancias.

Drogar a tus hijos

Muy ligado al sueño —de los padres— empezarás a ver que proliferan ciertos comentarios sobre lo beneficioso de ciertas terapias «naturales». Primero puede que sean solo eso, luego les pondrán el apellido de «homeopáticos». Puede que de forma paralela te critiquen por no «darle nada al niño cuando le duele», y que eso derive en toda una crítica a tu forma de criar al bebé.

Los antiinflamatorios y antipiréticos para bebés no se recomiendan para menos de tres meses (míralo en el prospecto). Aún así te calentarán la oreja por no querer dárselos. También te hablarán de unas gotitas inocuas que obran «maravillas» con los bebés «rebeldes», un remedio homeopático «supernatural de toda la vida». El opio, el arsénico, la cicuta y la marihuana son también muy naturales y no se me ocurriría dárselos a ningún niño. De toda la vida, muchas mujeres han criado a los niños dándoles el chupete «mojado» en anís. Imagino que eso explica la generación de políticos que tenemos.

El objetivo está en que se calle el niño para hacernos más fácil nuestra existencia: revístelo de medicina alópata (farmacia), de misticismo *new-age* (homeopatía), de tradición (alcohol/drogas) o de barbarie (dejarlo solo en una habitación durante horas). Asúmelo, el niño llora cuando tiene gases, cuando no puede cagar, cuando le salen los dientes y por un sinfín de cosas más que ni tú ni nadie sabe; ni siquiera las enfermeras de urgencias que ven cuarenta niños llorones cada día conocen las causas de cada caso. Habrá veces que le puedas dar algo para el dolor y veces que tengas que ir al hospital acojonado por que lleva tres horas llorando sin parar. Probablemente la pediatra de turno te mire con paciencia y explore con tranquilidad al bebé pensando «otro puto padre primerizo», para al final decirte que no tiene nada, que son gases. Una enfermera de urgencias me dijo una vez que si tu niño llora como si lo estuvieran desollando vivo durante más de dos horas debes llevarlo a urgencias, si no quizás no. Si además tiene manchas en la piel, heridas abiertas, sangra por algún orificio corporal o se queda sin sentido o cualquier cosa extraña, no debes dudar: llévalo a urgencias. España es un gran país para vivir, porque tienes un sitio a donde llevar a tu hijo sin preocuparte por tu cartera.

Y recuerda, si ya cuando era un bebé tú caíste en la tentación de las drogas para que te dejara vivir, no te quejes si le pillas fumando porros con catorce años o con pastillas de colores en el bolsillo: viene de familia.

TU AMIGO EL VADEMÉCUM

ESTA ES una parte de tu vida donde te sorprenderás de muchas cosas, en este caso especialmente de lo lejos que puede ir la imaginación cuando se combina con el desconocimiento y el acceso a información infinita (Internet). Ya hablamos al principio del peligro de buscar por Internet información médica relativa al proceso del embarazo. Bueno, el problema no se ha terminado, sino que ha «mutado» y ahora afecta a la criatura, también llamada «tu hijo».

Cada vez que se rompa una uña, cada vez que coja un chupete del suelo, cada vez que cualquier cosa artificial toque la criatura, habrá alguna persona que te advierta, muy seria, de que ha leído que eso puede ser muy dañino para el bebé. Puede ser tu suegra, tu padre, tu cuñada, tu hermano, tu vecina del quinto o por supuesto... tu mujer. Tu mujer, que quizás ha tenido tiempo y motivación para devorar información de la fuente de la desinformación más grande que hay: Internet.

Obviamente el criterio de una «asesora de lactancia», que habla para que la entiendan madres, tendrá mucha mayor llegada que el criterio lacónico de un médico, que suele ser «ah, no pasa nada». Todos sabemos que los médicos parecen unos hijos de puta pasotas a los que todo les da igual. Probablemente sea por que lo que a ellos les preocupan problemas más serios y entretenidos, como el cáncer, una infección que acaba por matar a una persona o los virus que pueden dejar ciegos, tontos o hechos papilla a los niños en cuestión de días. Es comprensible que cuando un padre o madre histéricos primerizos les pregunten algo que no es comparable a eso, suelten alguna de esas perlas. Comprensible aunque no perdonable; apoya a tu pareja siempre o el daño será mayor.

En cualquier caso, nuestro problema va a ser que vamos a tener que posicionarnos entre la posición del médico y su actitud pasota de «da igual, no pasa nada» y la de tu pareja, que por decirlo de una forma sencilla, se comportará a veces como una loca histérica. Quizás el loco histérico seas tú y esta información te sea a ti más útil, depende de cada pareja. Esto es complicado y vamos a necesitar Internet, grandes dosis de paciencia y, por supuesto, más de una consulta a un médico. Tendremos la dura labor de desmentir cada información conflictiva que encuentre la otra persona, pero sin que se note que lo hacemos.

Algunos ejemplos ilustrativos y muy gráficos:

1. ¿Hay que esterilizar el chupete cada vez que se cae al suelo?
2. No puedo echar gasolina, porque no me atrevo a dejar al niño un minuto solo encerrado en el coche mientras pago. ¿Y si le da una insolación, me lo secuestran o se muere de angustia?
3. ¿Es malo si me curo el padrastro de la uña del pie con betadine (la madre)? ¿Le provocará contaminación por yodo al bebé al pasárselo por la leche?
4. No puedo dejar que el bebé llore un minuto porque es muy pequeño y puede pasarle algo, debo atenderlo para evitar que le pase algo por inacción mía, he leído que el síndrome de muerte súbita se da siempre en los casos en los que el bebé se quedaba solo llorando...

Es fácil caer en la tentación de la respuesta del «sentido común», pero no eso nunca le resultará tranquilizador a la persona que está muy nerviosa y necesita algo sólido en que apoyarse. La diferencia está en encontrar la justificación para definir el límite entre un chupete con una pelusilla pegada, una gota de betadine sobre una rozadura, cinco minutos de llanto desconsolado frente a un chupete untado en mierda de perro, un litro de betadine sobre una herida abierta o un bebé abandonado en un coche durante horas al sol. Supongo que ahora es cuando debería decir eso del sentido común y blah, blah, pero esos cinco ejemplos que he puesto son 100 % verídicos y reales, y por ellos he discutido o han discutido delante de mí.

Una cosa que leí muy «divertida» sobre la primera cosa que miraban los pediatras de urgencia cuando las madres desesperadas llegaban al hospital era si los bebés tenían pelos de la madre enredados en los dedos de los pies.

A veces, estamos tan preocupados por lo que creemos que debemos estar preocupados que no vemos lo que tenemos delante de nosotros. Tenemos demasiada información, y ante ese exceso, la única forma es contrastar dicha información «crítica» con profesionales pediatras. En plural, porque puede que no baste uno solo sino que haya que recurrir a varios para que la cosa quede más clara.

En cualquier caso, lo más sano y lógico es acudir a urgencias la primera vez que realmente creamos que pasa algo grave. Seguramente aprendamos mucho de esa primera visita. Todos los padres que conozco han ido a urgencias más de una vez con sus hijos. Yo también, a veces por cosas sin solución: llora porque llora; a veces a darle unos puntos en la cabeza.

ABUELAS

¡ENHORABUENA! SI tu madre a veces era un poco difícil de dominar, ahora ha pasado de nivel. ¡Bienvenido al infierno! Esto es lo que me gustaría decirte, pero es demasiado políticamente incorrecto; al fin y al cabo, ahora es cuando estás siendo consciente de lo mucho que tuvo que aguantar cuando tú eras ese renacuajo gritón que solo daba por saco y no dejaba dormir (aunque recuerda: tú eras muy bueno). Si eres observador, verás que antes hablábamos de «suegras» y ahora hablamos de «abuelas». Verás que el cambio de nomenclatura no es gratuito.

Lo cierto es que las abuelas (recuerda, tu suegra es ahora también «la abuela») son una ayuda inestimable que quieras o no tendrás que usar. Sin ellas todo sería más difícil, lo que no quita que sus consejos no solicitados y su afición por ayudarte te puedan volver un poco loco a veces. Generalmente, los mejores consejos te los dan cuando no son conscientes de que lo que te cuentan es un consejo como tal. Tienen muchas cosas que contar, y aunque sea de sus errores, podrás aprender mucho. Además, cuando el niño empiece a crecer y consuma tu energía, serán tus salvadoras.

SOCORRO, EL NIÑO LLORA SIN PARAR

SI HAS comprado este libro pensando que ibas a poder responder esa pregunta, te recomiendo que no hagas más el gilipollas, no compres más libros que prometan eso: nadie te puede dar una respuesta exacta. Y todos, todos los niños lloran. Sospecha de esos que dicen «mi hijo no llora nunca», igual no son humanos, o quizás sea más probable que sean esos mismos que siempre encuentran gangas, que han estado en sitios que nadie ha visitado antes y en general hacen cosas que no pueden probar pero que inflan su ego. Consuélate pensando que igual su hijo quizás sea tenor desde la más tierna infancia.

Lo confieso: yo tampoco sé que hacer, y también me subo por las paredes, incluso he pensado en tirar a mi hija por la ventana alguna vez, más o menos el mismo número de veces que he pensado en saltar yo primero. Cuando pienses eso golpea el mueble que tengas mas cerca —incluso los de Ikea aguantan un par de rounds— y evitarás trasladar esa frustración a tu hijo, que necesita verte sereno y seguro. Lo primero que habría que aclarar es que cada niño llora de una manera, y que puedes pensar: «joder, ese niño llora de cojones de fuerte, que infierno», o todo lo contrario: «qué maravilla, no llora nada». Nada, todo mentira; todos los niños cuando lloran producen el mismo efecto: inquietud, nerviosismo, alteración de la capacidad de hacer cualquier cosa que te gustaría hacer, y en casos extremos, violencia doméstica (con los muebles), pánico y visitas a urgencias. No he conocido a nadie que permanezca indolente ante el llanto sostenido de su bebé durante más de cinco minutos. Está estudiado, es genético. Si no fuera así, este libro lo estaría escribiendo un ser de otra especie, quizás con trompa y orejas mucho más grandes.

Vamos a hablar del llanto de los bebés de hasta 10-12 meses. A partir de esta edad, un llanto puede ser más complejo. Por todo lo que he leído, y sobre todo, por todo lo que he sufrido, un llanto puede englobarse en seis categorías:

Cat. 1: «Tengo hambre» (de los 0 meses a los 30 años, más o menos)

Fácilmente reconocible porque va a más y generalmente es consecuente con un intervalo de tiempo. Si esta en la fase en la que come cada tres horas, y lleva tres horas sin comer, es normal que empiece a hacer amagos de llorar y que poco a poco el llanto se convierta en algo más insoportable. No conviene hacerlos esperar, porque incluso les puede sentar mal la comida. Habrás oído que con un bebé «no hay horarios»; es en parte por esto: si un bebé quiere comer, come. Da igual lo que hayas leído, esto es así, y si no te lo crees, espera y verás la que monta.

Si tu bebé se alimenta con leche materna y tu mujer está cerca, descubrirás lo bonito que es ese momento en que tu mujer se saca una teta en cualquier —repito, cualquier— lugar del mundo en que creías que nunca verías una teta en público. ¿Es algo natural? Sí. ¿Es algo sexual? No. Será todo lo romántico que quieran, pero a mi me costó bastante acostumbrarme. Ahora ya me da igual.

Cat. 2: «Tengo gases» (los primeros cuatro meses de vida)

Sí, de nuevo el niño te está diciendo otra de sus necesidades básicas. Eructar o tirarse pedos. No saben hacerlo solos y requieren una ayudita. Hay dos posturas básicas para sacarle el eructo a tu bebé. Si no sabes esto, eres un mal padre. No hay satisfacción mayor que escuchar un eructo que haría palidecer de envidia a Homer Simpson. Sobre todo si viene de tu hija y estás en algún sitio público. Es una de esas pequeñas satisfacciones que te dan los bebés.

El tema de los gases en la tripa, que deberán salir en forma de pedos, es algo más complicado, porque suele requerir de drogas o masajes

Desgraciadamente la eficacia de la maniobra para sacar pedos no es igual de eficiente que la de sacar eructos. Esto es así, al igual que el hecho de que entre personas adultas rodeadas de niños oirás hablar de «pedetes» y «eructitos», y tu pensarás: «no, señor; mi hija se tira unos pedos de escándalo y cuando eructa parece que se ha tomado medio litro de cerveza». Por eso yo uso gases como término neutro, para sobrevivir en este entorno hostil de pediatras, padres moñas y madres hipersensibles.

Cat. 3: «Tengo sueño» (desde que nacen hasta que están en edad de chantajearte)

Sí, al principio se quedan dormidos solos, y son muy graciosos, como esos vídeos de Youtube de gatitos que se quedan fritos en cualquier parte. Pero no, cuando crezca un poco ya verás lo difícil que es dormirlo algunas veces. El llanto de «quiero dormir», no se diferencia en nada del llanto de «quiero comer». Por supuesto, mucha gente te dirá que ellos si lo diferencian y que es cuestión de experiencia y blah, blah. Generalmente esto te lo dirá una mujer, que te recuerdo es ese ser que espera constantemente que seas capaz de leerle la mente y que desde que eras adolescente te vuelve completamente loco.

En este punto, te recuerdo que hay un capítulo dedicado especialmente a como dormir a tu bebé.

Cat. 4: «Me aburro, hazme caso» (toda la vida)

Al contrario que los gatitos de Youtube, esto no es nada gracioso. Generalmente implica que vas a dejar lo que estés haciendo y vas a gastar tu tiempo en hacer el gilipollas como jamás pensaste que harías. Parece ser que los bebés disfrutan enormemente cuando te oyen decir palabras estúpidas de las que te avergonzarías en cualquier otro contexto. También disfrutan mucho cuando los abrazas y te preocupas por ellos, pero es curioso que una de las primeras cosas que aprende un niño es a sonreír cuando esta bien y a llorar cuando esta mal. De mayores a veces olvidamos estas cosas tan sencillas y lloramos de alegría o sonreímos cuando queremos matar a alguien.

Existen libros que hablan sobre la importancia del contacto (piel con piel) con el bebé, que sienta tu calor, etcétera, pero a mí eso me parece muy soso. Jugando con tu bebé lo tocarás, él te tocará a ti, pero sobre todo te reirás mucho, y él también. Un niño, hasta que descubre que el mundo es una mierda y es todo mentira, lo que más quiere ante todo es que sus padres le hagan caso, y eso empieza desde que tienen pocos días/horas de vida. Si lo primero que aprenden es a reír, ¿por qué no reírte tú con ellos?

Te podría explicar cómo hacerlo, pero confío plenamente en que serás capaz tú solo de hacer el gilipollas sin demasiada ayuda; al fin y al cabo somos hombres, estamos acostumbrados.

Cat. 5: «Me he *cagao*, límpiame que para eso eres mi padre»

Podría ser peor, mucho peor; este es sin duda el que yo prefiero, porque es el más rápido de solucionar y el único concreto para el que tienes una fácil aunque desagradable solución: limpiar mierda. Te recomiendo que te especialices en él, es quizás la tarea más sencilla del mundo niño. No obstante, no todos los niños lloran en este caso.

Cat. 6: No sé que coño le pasa, ¡socorro!

Esto es sin duda lo que tememos todos los padres: que el niño llore y no saber cómo solucionarlo. Recuerda, somos padres, somos hombres, ¡tenemos que solucionar el problema!

Aquí es importante descartar primero que no es ninguno de los casos anteriores, los más habituales. Si el niño sigue llorando puede ser que vaya a morirse y haya que llevarle a urgencias a 200 km/h haciendo adelantamientos de película de sobremesa por la autopista, pero antes habría que descartar otras cosas más plausibles. Veamos algunas de las casuísticas posibles dentro de esta categoría:

¿Frío o calor?

Generalmente, las abuelas piensan que te vas a ir con tu hija de excursión al Polo Norte; da igual que ellas vayan casi con las carnes al aire, o que tu vayas en chanclas y te suden las cejas, ellas siempre querrán echar una mantita «por si acaso». La norma es: la ropa que tu lleves, es la que tiene que llevar el bebé, cuidando, eso sí, que una corriente fría no le llegue de forma directa (por ejemplo, el chorro de aire frío de un local con aire acondicionado). Sabrás que la niña está abrigada en exceso porque suda como un pollito o si la tocas está ardiendo. Sabrás que tiene frío porque está fría y de color azul. Sobra decir que un bebé se sobrecalienta y se enfría con mucha facilidad porque son pequeños. Nunca jamás dejes a un bebé dentro del coche al sol sin ventilación, y mucho menos aún, desatendido. Tampoco dejes el coche sin el freno de mano echado. Sobre todo si estás en cuesta. Y menos aún, frente a un acantilado. ¿Pero qué clase de padre eres, desgraciado, que aún sigues leyendo este párrafo?

Que la ropa o el pañal le aprieten

Otro clásico. Quítale todo y déjalo en pelotillas (siempre que la temperatura lo permita). Vamos, hazle un reseteo. Parece que los bebés disfrutan estando sin cosas que le aprieten, y a veces lo celebran meándose o cagándose por sorpresa, siempre con una sonrisilla de pillos. Si el problema era que les apretaba algo, lo notarás rápidamente. Igual estaba agobiado, déjale unos minutillos en pelotillas a ver si se relaja un poco. Te hará falta algo para evitar que no manche demasiado. Te recomiendo una toalla de mano y una funda impermeable de algodón (consulta la sección de «hardware para bebés», el Anexo de este libro).

Las encías

Los primeros dientes salen entre los 4 y los 8 meses. Durante ese proceso, llorará, babeará mucho y se morderá los dedos, la mano, o lo que pille. Ante esto, puedes intentar consolarlo o directamente drogarlo un poco. Aquí depende de ti. Si a ti te duelen las muelas, ¿te quita el dolor que alguien te menee y te diga cuchi-cú? Yo prefiero el paracetamol o el bourbon con hielo. Los bebés tienen un invento similar que sabe a piruleta y se echa con cuentagotas llamado *Apiretal* (paracetamol para bebés). Es la primera palabra que aprendió mi hija, después de papá y mamá.
  Se han puesto de moda unos collares de ámbar que presumiblemente sirven para que no les duelan los dientes a los bebés. Además de no tener ninguna base científica para su funcionamiento, saturan los hospitales de urgencias por posibles ahogamientos. No lo aceptes cerca de tu bebé.

No saben que les pasa, pero lloran

¿A ti nunca te ha pasado? Generalmente se les pasa a ellos solos si los dejas un ratito en una postura cómoda, tumbados boca arriba o boca abajo. No se trata de ponerles algo que los estimule, no es que estén aburridos, no es que necesiten cariño, es que... ¡necesitan que los dejes en paz, cojones! Deja de agobiarlos. Prueba, y si en 3-5 minutos siguen llorando, es que no es eso.

Puede que el niño esté bien cuando lo coges y lo meneas suavemente, en tus brazos o apoyado en tu pecho mientras caminas, pero que cuando paras de hacerlo se ponga a llorar. Es bien conocido el mecanismo que hace que el oído interno, al ser estimulado por movimientos de vaivén, «reconforte» al bebé. Los calma e incluso los ayuda a dormir. Es normal, y también es normal que se acostumbre a eso y te lo pida cada vez que quiera dormir. Es decir, si llora cuando paras, también es normal. «Oh, mierda», estarás pensando... «¿Tengo que hacer esto todo el rato hasta que se calle?». Depende tu paciencia.

El ruido (o la falta de él)

A tu bebé el gusta el ruido, la gente hablando a un volumen normal, la música y el sonido del secador del pelo. No le gustan los petardos debajo de la cuna y los portazos. Se ha acostumbrado durante nueve meses a oír el corazón de su madre y todos los ruidos del exterior, no ha vivido en una burbuja insonora, así que tenerlo aislado acústicamente igual es uno de los motivos por los que llora.

Camino a urgencias... o al bar más cercano

Si antes no lloraba y ahora llora, o al revés, también es normal. Durante los primeros doce meses, un bebé pasa por muchísimas fases evolutivas que hacen que cambie su forma de llorar, sus periodos de sueño, su forma de comer, y por supuesto, su forma de interactuar con el mundo. Si el bebé no para de llorar, y ya has llegado a este punto y probado todo, y no se te ocurre más, pide ayuda a tu pareja o a alguien de confianza (que se quede un rato con el bebé llorón mientras tú te das una vuelta donde no se oiga como berrea). Si estás solo, simplemente «deja la cosa enfriar» durante unos minutos. Si la cosa no cambia, puedes ir a urgencias, seguro que aprendes algo que añadir a esta lista de consejos. Escríbeme y así amplio la lista para futuros padres.

La buena noticia es que generalmente todos los bebés dejan de llorar en un momento más o menos entre los dos meses y cuando se matriculan en la Universidad. Bueno, no todos, pero la mayoría.

ALIMENTACIÓN COMPLEMENTARIA: BABY LED WEANING (BLW)

CAPÍTULO ESCRITO con la colaboración de Sarah Avedon.

Crecí con el fantasma de que me podía haber muerto por no comer cuando era un bebé. Mi madre me contó hasta la saciedad que no comía, que enfermaba continuamente, que crecí a base de *petisuises* y que la hora de la comida se convertía en un infierno para ambas, donde terminábamos llorando a moco tendido y desesperadas. ¿Qué estaba pasando? ¿Tenía yo el instinto de supervivencia por los suelos y quería morir (demasiado) joven? Fuera lo que fuese, yo no quería que eso se repitiera con mi hija.

Como no creo demasiado en la suerte, decidí que iba a poner todo de mi parte para que eso no pasara. Es decir, no quería esperar a ver si mi hija salía estilo «Monstruo de las Galletas» o más bien correspondía al tipo «Perro del hortelano», que ni come, ni deja comer. Así es como empecé a prestar atención a algo que por ahí llamaban *Baby Led Weaning*, cuyo método habían publicado las autoras Gill Rapley y Tracey Murkett. Podréis encontrar referencias por Internet en un montón de páginas, pero os aconsejo que bebáis de la fuente original y os leáis el libro.

El método se basa en que el bebé es capaz de autorregularse y comer cada vez lo que necesita y en la cantidad que necesita. Para eso, es necesario ofrecerle la comida sin triturar para que distinga bien qué está comiendo, y que además no se le obligue a comer: si no quiere más o no desea un alimento determinado, se retira y se acabó. A cuántas madres he oído decir: «a mí no me gustan los purés ni las papillas, me dan asco». Criatura, si no te gustan a ti, ¿por qué se las das a tu bebé? ¿Qué te hace pensar que a ellos sí les gustan?

Dicho así y una vez leído el libro, todo parece bastante sencillo: a partir de los seis meses (edad recomendada de la introducción de la alimentación complementaria según la Organización Mundial de la Salud), se le empieza a presentar la comida al bebé, y ale, a esperar a ver qué pasa. Pero no todo iba a ser tan fácil. La primera ventaja es que no tienes que hacer purés y transportarlos de un lado a otro porque el bebé puede comer más o menos lo mismo que comen las personas adultas; esto hace que ir de vacaciones o a un restaurante sea asequible. No obstante, surgen otros problemas; algunos tienen que ver con el Baby Led Weaning, otros con el hecho de que tu bebé tiene que aprender a comer.

El bebé no come

Lo siento, pero durante el primer año, la leche materna o la de fórmula continúa siendo el alimento principal del bebé según la OMS. Es decir, lo que le engorda, le hace crecer y en definitiva, le alimenta, es la leche. Ni la fruta, ni los cereales, ni la carne, ni el pescado. Así que, hasta los doce meses, mes arriba, mes abajo, lo más probable es que tu bebé guarree con la comida, la esparza por la cocina, por su pelo y por el tuyo. No sabrás cuánto ha entrado en su cuerpo y pensarás que cocinas para nada. En este punto necesitarás muchas toallitas, paciencia y fe en este sistema. En unos seis meses más verás que tu bebé comienza a reclamar comida, no solo teta o biberón. Es difícil, pero si tu bebé sigue cogiendo peso, aunque sea poco, es que vais por el buen camino.

No le gusta o no toma fruta/verdura/carne/pescado/cereales/xxx

Esto ya aparece explicado en el libro de Gill Rapley y Tracey Murkett. Los bebés a veces rechazan ciertos alimentos o les da por comer durante una temporada un alimento determinado.

Adelante, confía de nuevo. A veces es porque algo no le terminó de sentar bien, porque le están saliendo los dientes o simplemente porque está estresado o nervioso. No hay una respuesta para todo. No obstante, a veces sí admiten ciertos alimentos si se los presentas de otro modo. Por ejemplo, mi hija admite mejor el pescado en croquetas, nuggets caseros o empanadillas. Pero tampoco me obsesiono con eso.

Se ataganta o me da miedo cuando se mete un trozo grande a la boca

Esto también aparece explicado en el libro. Mi hija ya se atragantaba a veces simplemente con la teta. No es lo mismo un atragantamiento que un ahogamiento, recordémoslo. Así que mantengamos la calma, pongamos al bebé en posición erguida, y adelante, se le pasará. Muy pronto aprenderá a gestionar por sí mismo/a la comida, y los atragantamientos se irán reduciendo cada vez más. Este punto —el atragantamiento— es lo que más miedo me daba, pero sinceramente, me da el mismo miedo al año que a los cuatro. Me da pavor tener que hacer la maniobra de Heimlich como última solución. No obstante, y como nunca viene mal, me hice un curso de primeros auxilios para bebés y niños. Hasta ahora no he tenido que utilizar nada de lo aprendido, pero me ayuda para tener seguridad ante esas situaciones.

¿Por dónde empiezo?

Unos te dirán que por la carne. Otros que por la fruta. Otros que por el cereal sin gluten... En cada país cambian las recomendaciones. La mía es que empieces por donde te apetezca, pero poco a poco. Si te da pánico pensar que puede ponerlo todo perdido, te lo confirmo: lo va a hacer, así que más te vale estar bien surtido de toallitas, baberos con mangas y mucha, mucha paciencia.

En los bebés amamantados durante los primeros seis meses, lo mejor es empezar por alimentos que contengan hierro, preferentemente carne. Los bebés con lactancia materna suelen llegar a los seis meses un poco justos de hierro. La carne puede ser pollo picado o bastante hervido, por ejemplo.

Presiones familiares

En España, este es un método bastante poco ortodoxo. No es así en otros países, donde el paso entre la leche y la comida sin triturar se da directamente, sin purés de por medio. Pero tú te has criado aquí, y tu madre seguramente sea de aquí también, así que esperará que le des purés y papillas «para que esté hermoso», y lo mismo podemos decir de tu suegra. El/la pediatra también intentará opinar seguramente. Al final te encuentras rodeado de personas que desean que cebes al bebé como a un pavo que tiene que estar listo para Navidad, y a ser posible «como lo hace todo el mundo».

Sin embargo, más duro de lidiar es la pareja, que es, al fin y al cabo, la otra mitad encargada de la criatura. Así que llegad a un acuerdo. A veces se puede seguir el método de manera mixta: purés y papillas por un lado, pero comida sin triturar por otro, y todos contentos. Tampoco hay que radicalizarse si va a generar grandes confrontaciones.

Con las abuelas, paciencia. Ellas mismas terminarán comprobando con el paso del tiempo que su nieto/a come estupendamente y, lo más importante, ¡no sufre al comer y le gusta lo que ellas le preparan! No siempre achacarán este éxito a tu amor por el *Baby Led Weaning*, pero tú sabes que sí, así que apúntate un tanto. Las croquetas de tu suegra siempre te pueden salvar la noche, y a ella le hace ilusión; ¿qué más puedes pedir?

Por supuesto, la hora de la comida tampoco es un sufrimiento para ti (no más del que supone limpiar o preparar la comida, tu comida, porque comerá lo mismo que comes tú). Parece mentira, pero ese momento llega, créeme.

He tenido que dejar el Baby Led Weaning porque mi bebé ha perdido mucho peso

Lo más probable en este caso, es que exista algún otro problema asociado. Por ejemplo, que el bebé tenga un tono muscular bajo (poca fuerza) en general, o que exista algún tipo de dificultad al masticar y/o deglutir, o cualquier otro problema relacionado. En este caso, lo mejor es consultar al pediatra y que este te derive al profesional adecuado (logopeda, fisioterapeuta...) para tratar el problema principal. Los purés y las papillas, en este caso, tampoco serían la solución, sino la parte necesaria hasta llegar a ella, para que el bebé no quede desnutrido.

Si sospechamos que el problema se debe a una alergia alimentaria o similar, lo mejor es comentarlo con el pediatra. Lo bueno del BLW es que al introducir alimentos uno por uno, de forma progresiva, podemos identificar qué alimento ha sido el causante, o al menos sospecharlo.

Lo pone todo hecho un Cristo

Ya te lo advertí. Esto es un trámite por el que tienes que pasar. Cuanto antes lo pases, antes podrás «delegar» la comida en tu bebé y que empiece a comer cosas él solo sin manchar (demasiado). Cuando veas otros bebés que todavía dependen de hacer el avioncito para comer mientras que el tuyo ya se apodera del yogur el solo y se lo zampa sin contemplaciones, sabrás que has ganado esta batalla. Nosotros empezamos a los seis meses, y al año y medio ya podemos llevarlo a casi cualquier sitio a comer. Deja todo hecho un Cristo, pero no tienes que llevar biberones, papillas, ni montar un cirio para que tu bebé coma. Comerá el solito mientras tú disfrutas de las envidiosas miradas de los demás padres.

BLW 2.0

Todo esto que he contado es lo que hicimos con nuestra primera hija. Con el segundo pensamos que el BLW era muy cómodo y parecía muy natural, pero no nos apetecía pasar por los atragantamientos otra vez. Tampoco nos veíamos preparando purés y cargando con tarros de un sitio a otro.

Así que tomamos lo mejor de ambos métodos y lo mezclamos: el resultado fue perfecto para nosotros. A mi hijo le ponía de nuestra comida, pero si era pasta, la cocía un poco más para que estuviera muy blanda. La carne se la daba picada o en cachitos minúsculos. Y si veía que con un determinado alimento se atragantaba, se lo cortaba en trozos pequeños. Algunas comidas, como los garbanzos, se las aplastaba con un tenedor. Otras, como las lentejas, el arroz o los guisantes, se las daba enteras.

Conclusión

Conclusión: disfruta de la comida, del placer de no tener que darle de comer primero a él/ella y poder comer a la vez; no te obsesiones con el peso ni con lo que come o deja de comer.

Si estás convencido ya de probar el Baby Led Weaning con tu bebé, te aconsejo que te hagas con una trona que tenga una buena «mesa» integrada, un arsenal de baberos con mangas y con bolsillo, y que metas alguno en la silla de paseo, por si acaso. Créeme, nunca lo agradecerás lo bastante.

HIGIENE BUCAL

ALGUNAS PERSONAS afirman que es igual de malo dejar restos de comida en los dientes que dejar un pañal sin cambiar. Quizás la comparación no sea muy acertada, pero lo cierto es que los profesionales que más al día están recomiendan que el cepillado dental con pasta y cepillo debe comenzar desde que el niño tiene sus primeros dientes. La Sociedad Española de Odontopediatría así lo asegura, puedes verlo en su web: www.odontologiapediatrica.com.

En mi caso, empezamos a hacerlo desde que el niño se sostenía más o menos solo de pie. Al principio no escupirá las babas y se tragará la pasta de dientes, o puede que muerda con saña el cepillo (¡es sorprendente lo rápido que se arruinan los cepillos si los muerden!). Persevera. La mejor forma de que se acostumbre y adquiera buenos hábitos es hacerlo poco a poco. El niño puede llegar a verlo como un juego, aunque siempre le costará, igual que probablemente le cueste ponerse el pijama o cualquier otro ritual diario.

Hasta que se acostumbre, puede que se queje, pero debemos saber que no es doloroso y que puede ser un proceso rápido, un minuto. Si lo vamos dejando para cuando sea mayor, será más difícil, porque siempre le costará adquirir el hábito y su resistencia no menguará con la edad, sino más bien lo contrario.

Por supuesto, hay niños que se rebelan, que se niegan a dejarse cepillar, atarse los zapatos, lavarse el pelo, dejarse hacer una coleta, ponerse los calcetines o que les cortes las uñas. Es cuestión de convertir el cepillado en un hábito, aunque no sea un cepillado perfecto. Déjale que juegue, y si hace falta, repásale tú un poco para que poco a poco vaya adquiriendo su propia autonomía. Tardará años en hacerlo bien, algunas fuentes dicen que hasta los ocho años no podrá hacerlo totalmente solo, pero si sale de él, te asegurarás de que poco a poco se convierta en un buen hábito.

Algunos consejos prácticos para el cepillado

1. Prueba a cepillar con el cepillo seco o con el cepillo mojado, a ver cual de las maneras le molesta menos a tu hijo.
2. Presiona la pasta de dientes con los dedos sobre las cerdas del cepillo, para que la bolita de pasta no se pierda a la primera de cambio.
3. La cantidad debería ser como medio grano de arroz si es un bebé, o un guisante, si ya es mayorcito y sabe escupir las babas con pasta de dientes al finalizar el lavado.
4. Lo que más nos interesa, además de retirar los restos de comida pegados a los dientes, es el efecto protector del dentífrico sobre el esmalte dental. El flúor se une al esmalte dental formando una capa protectora, más resistente a los ácidos y más insoluble que la capa externa natural del diente. El flúor además repele en cierta medida a las bacterias causantes de la caries e impide que estas se adhieran al diente.
5. Si no eres capaz de cepillar dos veces al día, al menos asegúrate de que por las noches, lo último que toca la boca antes de ir a dormir es el cepillo de dientes.

Qué tipo de dentífrico usar

Fuentes médicas dicen que el dentífrico, incluso en bebés, debe tener una concentración superior a 1000 ppm. Por debajo, apenas tiene efecto. En bebés que no saben escupir, con una cantidad equivalente a medio grano de arroz basta. Niños más mayores y que saben escupir, algo más cercano al tamaño de un guisante. Es mucho más importante que la concentración de flúor sea elevada y la cantidad de dentífrico pequeña que al revés.

Ojo, porque la mayoría de pastas de dientes para niños tienen cantidades inferiores a los 1000 ppm, usualmente 500 o 600, y con eso estaremos esforzándonos para nada. Asegúrate de no dejar la pasta de dientes a su alcance, o podrá comérsela como si fuera una golosina. No es bueno que se la coma por el riesgo de fluorosis, así que evítalo si lo toma por costumbre.

Tipos de cepillo de dientes infantiles

Hay una especie de cepillos de goma para bebés que todo lo más sirven para que el niño se vaya acostumbrando a que un cuerpo extraño se frote contra sus dientes. Puedes dejárselo para que juegue a copiar a los adultos y que se sea «su cepillo», puedes incluso «manchar» el cepillo de goma con «su pastita» para que vea que él también puede. Luego puedes pasar a un cepillo infantil, de pequeño tamaño y cerdas suaves, pero a todos los efectos igual que el de un adulto. Deja a tu hijo que explore como hacerlo con tu ayuda y asegúrate de repasarle bien los dientes, porque a él le costará todavía unos años para hacerlo bien por sí solo.

JUGUETES

LOS NIÑOS no quieren juguetes, quieren cosas con las que jugar.

No; no siempre es lo mismo. Ya te habrá pasado alguna vez. Alguien le ha regalado un juguete a tu hijo/a y no le ha hecho caso, y sin embargo se ha puesto a jugar toda la tarde con la caja donde venía el regalo. Incluso, peor aún, te lleva pidiendo meses un juguete para navidad o su cumpleaños y cuando por fin lo tiene, le dedica una sonrisa, treinta minutos y luego queda en el más absoluto de los ostracismos mientras el niño se lo pasa pipa tirándole bolas de papel al gato.

¿Por qué?

No me atrevo a decirlo, pero en base a mi experiencia con mis hijos, mis propios recuerdos infantiles y observar como juegan los niños me atrevería a decir que ellos juegan con lo que les permite inventar historias que viven en su cabecita y, de alguna manera, externalizan con el objeto en cuestión. Una caja no es una simple caja, puede ser el cofre del tesoro, o una gruta o un vehículo espacial.

Sin embargo el coche de X (marca comercial de dibujos animados) es lo que ellos ven en la tele y no puede ser otra cosa, una vez que lo tienen, ven que no da para más y acaban por volver a esa caja, sobada y rota, que incluso han decorado ellos mismos con rayajos de colores y que has pensado en tirar una y mil veces.

Todavía mejor si tú también participas y les sigues el juego, entrando en su mundo imaginario, potenciando su idea y aportando nuevos ingredientes a la receta. Los niños en todo el mundo, tengan muchos juguetes o simplemente palos y piedras, juegan porque imaginan. Lo peor que se le puede hacer a un niño es dárselo todo hecho, y no me refiero a los deberes, a hacerles la cama o darles la comida como si fueran inútiles; me refiero a algo más básico: hay que dejar que desarrollen la imaginación y que utilicen todo lo que tienen a su alcance. Lo más insospechado puede ser objeto de juegos para ellos. Los juguetes están bien, pero ¿y si ampliamos el mundo usando cualquier cosa como juguete?

El mundo entero es un juguete. Enséñales que una simple sábana entre dos sillas es un refugio para piratas en la isla del tesoro. No dejes que gente que no conoces y que se quiere hacer rica a tu costa les enseñe a tus hijos con qué jugar, no pierdas ese privilegio como padre.

LOS PADRES DEL PARQUE

DA IGUAL que no te sientas diferente, en el parque lo serás; aunque haya cien tipos con cara de perdidos como tú, tú serás especial. El parque es el único sitio del planeta donde se juntan diez personas que tan solo comparten una cosa: tener una criatura entre el año y los seis años de edad. Cualquier otra coincidencia será cuestión de pura casualidad. Esto hace que las conversaciones casuales sean divertidas y frescas... Tus cojones.

Lo más odioso no es que roben los juguetes a tu hija, la empujen al suelo o se le cuelen en la cola del tobogán; lo que más te molesta es que es demasiado pequeña todavía para enseñarle tus conocimientos de ninjitsu para que extermine a la camada de toda esa panda de energúmenos.

Con el tiempo, me di cuenta de que mi hija no compartía esa visión —normal y completamente equilibrada— sobre el peligro de compartir la arena con aquellos seres. Al contrario, los niños intercambian juguetes, se tiran arena y se imitan —los pequeños a los más mayores—, de forma que sin que te des cuenta, los raros al final somos los padres, porque ellos se entienden perfectamente aunque no hablen el mismo idioma o, de hecho, ni hablen todavía. El sonido de sus risas es internacional, y te encontrarás pensando que mona es la niña china y que gracioso es el chaval bajito que corre detrás de la pelota. Luego verás a sus padres con otros ojos; al fin y al cabo, ellos tienen la misma cara de pánfilo cuando los miran que tú.

De los padres del parque, con el tiempo aprendes pautas —porque algunos de ellos llevan más tiempo que tú—, como que el parque es un sitio estupendo para no estar en casa, donde el niño arrasa con todo. En el parque no hay que recoger las cosas del suelo, porque ya están en el suelo. En casa todo se mancha, en el parque todo está manchado. Además, y lo más importante de todo, en el parque el niño se cansa y tú no, porque te puedes sentar y ver lo que hace mientras piensas en lo mona que es tu hija. Los padres más avezados pueden aprovechar para echar una miradita a esa madre tan apañada. Una vez que te acostumbres, el parque es un sitio estupendo para ponerse moreno y leer tranquilamente. Acostúmbrate, es un lugar donde pasarás muchas horas.

EDUCACIÓN

PRETENDER EN un capítulo hablar de la educación es, cuanto menos, engreído. Leerás muchas cosas ahí fuera, algunas desde el punto de vista académico, por parte de educadores, psicólogos, pedagogos. Yo no tengo nada de eso en mi formación académica, soy un simple ingeniero que te puede contar únicamente su experiencia real. Quizás no sea mucho, pero es más cercano que la mayoría de cosas que he leído. Eso no es un consejo genérico, es un consejo para hombres de parte de un hombre.

Según los psicólogos infantiles, todos los niños tienen unas etapas de madurez cognitiva. Todos, incluyendo el de tu vecino y el tuyo, aunque no lo parezca. No me lo invento yo, está en esos libros teóricos, refrendados por tipos que han dedicado sus vidas a estudiar esto.

Los niños manipuladores llorones

La primera etapa educativa es más o menos desde que nacen hasta los dos años. Los niños bastante tienen con descubrir lo que los rodea, no son capaces de entender la existencia de cosas más allá de sus sentidos. Es decir, lo que no ven u oyen no existe. A esas edades no son capaces de «manipular» a los padres. Si lloran es porque tienen miedo y necesitan a su madre o a su padre. Si no viene nadie, después de llorar durante horas, desisten por agotamiento o porque ven que no viene. No lloran por capricho, lloran por necesidad. Y sí, es cierto, necesitan mucho a su madre. ¿Has pensado cuánto tiempo se separan de sus madres las crías del resto de mamíferos?

El llanto es la única forma de comunicación que tienen. Esto sirve tanto para pedir comunicar cosas vitales como «tengo miedo» como para «me pica un poco el codo». No creas que tu hijo es capaz de manipularte con dos años. Si lo fuera, tienes un superdotado.

Los niños rabiosos

A partir de los dos años, los niños comienzan una etapa egocéntrica. Es una etapa evolutiva en la cual ellos son los protagonistas porque aún no han desarrollado un pensamiento empático. Los niños antes de los tres años están en plena etapa egocéntrica, denominada de este modo porque perciben que el mundo gira alrededor suyo y aún no son capaces, debido a su cerebro aun inmaduro y en desarrollo, de ponerse en el lugar del otro. Engañar, manipular y mentir para lograr un propósito superior son atribuciones adultas. Sencillamente, esas son funciones del cerebro superior que aún no está formado. Así que los miedos a la hora de permitir las rabietas también son infundados. Cuando se comportan así es por que desean algo, y harán lo que sea para conseguirlo. A fin de cuentas, nadie les ha enseñado todavía que en esta vida, no todo lo que quieres se puede conseguir. ¿Le vas a exigir a tu hijo una sabiduría que algunos adultos no tienen? Sé firme y haz que entienda quién tiene el control. Cuanto más firme seas, más rápido pasará esa fase.

Los niños en esta fase pueden llegar a ser especialmente complicados, ya que su capacidad de razonar todavía no está madura y es imposible negociar con ellos. No atienden a razones, y cuando tienen una rabieta están dominados por sus emociones. Es complicado lidiar con ellos.

La educación autoritaria y el uso de la represión violenta

La principal consecuencia de una educación autoritaria se puede ver en el tipo de sociedad en la que vivimos: sumisa, fácil de manejar. No hay más que ver las noticias para ver hasta qué punto la gente traga sin reaccionar. La gente tiene miedo a la libertad, como decía Erich Fromm. Eso no se refiere solo a la violencia física. Encerrar en una habitación a un niño si «se porta mal» o no darle cariño es otra forma de coacción.

La alternativa, que también se puede ver en el mundo real, es el extremo opuesto: la total renuncia de los padres a ejercer su poder, a oponerse a los deseos de sus hijos. Esto crea pequeños monstruos que no pueden encajar en la sociedad, y que en el mejor de los casos puede generar individuos extremadamente egoístas, carentes de empatía, manipuladores y tiránicos.

Como padre, me gustaría que mis hijos me obedecieran por dos razones. La razón egoísta, para que no desordenen la casa, no alboroten y no líen un desaguisado. En resumen, para tener más tiempo para mí. La segunda, y más importante, es porque quiero educarles según mi criterio, en algo que les ayude a ser felices en la vida y encontrar su camino. Todos los padres quieren que sus hijos sean mejores que ellos, y a ser posible que no tengan las carencias que ellos tuvieron de niños, sean del tipo que sean.

Pero ¿que ocurre cuando un niño, sea un bebé de apenas seis meses, un pequeñajo de dos años o un mico de seis años no te hace caso, te reta, o se tira al suelo con un berrinche a prueba de bombas? ¿Cómo encajamos nuestros planes educativos aquí?

Mi madre, cuando era pequeño y me portaba mal, me pegaba con el palo de cocinar o con la zapatilla. En clase me daban collejas, y recuerdo al menos un sonado bofetón que me dio mi padre. También recuerdo bien el frío desprecio de mi abuelo cuando hacía algo que no le gustaba. El caso es que recuerdo los golpes, el miedo y el dolor, pero no recuerdo qué hice mal en la mayoría de los casos, solo la amarga sensación de soledad, dolor y pena.

La violencia, verbal o física, la mayoría de las veces no tiene propósito educativo, si no que simplemente es una válvula de escape. Es una actitud poco educativa, porque lejos de enseñar nada positivo, mostramos un modelo de comportamiento social: «si quieres conseguir algo, atiza», «si deseas algo, amenaza o coacciona».

Ellos aprenden lo que ven. ¿Cómo les puedes exigir autocontrol si tú no lo demuestras con ellos? Los niños son esponjas que adquieren conocimiento por imitación. En los primeros años de vida, donde tú eres su principal referencia, tienes la responsabilidad de mostrarles cómo debería comportarse una persona adulta, en control. Recuérdalo la próxima vez que llore, que te rete o que coja un berrinche. Tú eres su modelo. Ten cuidado con lo que le muestras. Todos tenemos un lado oscuro, y a veces, en una situación de tensión, se nos puede escapar. Todos los años hay un elevado número de muertes de niños a manos de sus padres, que en un estado de desesperación máxima han sacudido a su bebé, produciendo daños neurológicos graves o la muerte. Es lo que conoce como el síndrome del bebé zarandeado. No son padres psicópatas, son padres desbordados, fuera de control.

Como padre, debes tener el control. Si quiere algo y no se lo quieres dar, no se lo des, se ponga como se ponga. Si ha hecho algo mal, explícaselo o, si no tiene edad para entenderlo, evita que pueda volver a hacerlo hasta que tenga edad para entender qué hizo mal. Sé un ejemplo de calma y control, aunque por dentro dudes de ti mismo.

Cuando necesites romper algo, hazlo, pero fuera de su vista. En vez de pegarle un bofetón, gritarle o zarandearlo, ve a una habitación donde no esté y grita, golpea un mueble y rómpelo de un manotazo. No te quedes con esa tensión dentro. A veces gritar no basta, y puede que necesites sacarlo. Cuando rompas una cómoda de Ikea de un puñetazo, como hice yo, te servirá para que cada vez que la veas, recuerdes esa estupidez de la que no te acordarías si no fuera por el mueble roto.

Afortunadamente mi hija no se acuerda, porque en vez de pegarla o gritarle a ella, partí en dos un lateral de su cómoda. Algún día podré contarle esta historia entre risas. Ningún padre normal quiere hacer daño a sus hijos, pero todos podemos perder el control. Y para eso están los muebles de Ikea.

LAS VACACIONES. ESE PUTO INFIERNO DE FELICIDAD

EL PRIMER año de vacaciones

Da igual si tiene tres meses o tiene nueve, el concepto es el mismo. Si recuerdas todavía tus vacaciones de soltero, con tus amigotes, y luego el cambio que dieron cuando empezaste a ir de vacaciones con tu pareja, ese cambio, ese ligero cambio de actitudes, lugares y actividades —y por supuesto, horarios— no es nada comparado con el cambio que vas a sufrir. Mis mejores consejos llegados a este punto son:

1. No seas muy ambicioso respecto a lo que pretendes hacer. Esto se refiere tanto al tiempo total de tus vacaciones como a la distancia y/o exóticos lugares a los que pretendas ir. Con la presión de no saber qué le pasa a tu hijo cuando llora y el no saber donde está el hospital más cercano, algo tan tonto como saber si el agua es potable o no puede representar un problema.
2. Olvídate de ir fuera de tu país, sobre todo si no hablas bien el idioma local. ¿De veras quieres visitar un hospital marroquí con tu hijo lleno de puntitos y tu mujer completamente histérica a tu lado atormentada por haber decidido coger ese maravilloso viaje que a ti no te hacía mucha gracia?
3. No hagas muchos planes con tu bebé, es él quien tiene planes para ti.
4. Aunque puedes ir a comer o cenar a sitios con él, ya nunca será como antes. Olvídate de los bares por la noche, olvídate de ver amanecer, solo o acompañado.
5. Si vas tú solo con tu pareja, tendréis que apañaros entre vosotros, lo que significa que la práctica totalidad de tu

tiempo será para tu bebé y/o tu pareja, excepto en los períodos de sueño del bebé donde aprovecharéis para hacer lo que podáis; pero olvídate de hacer grandes planes, no sea que se despierte.
6. Si vais acompañados (abuelos, suegros, hermanos), podréis delegar parte de esas tareas a los acompañantes, pero a cambio perderéis ese minúsculo ápice de intimidad que aún os quedaba. Difícil elección.

El plan no es muy halagüeño, pero con un bebé de un año no puedes ir a hacer surf, ni montar en bici (o no deberías, por la seguridad de tu bebé), ni jugar al billar con los amigos por la noche, entre copa y copa (tampoco deberías, por la seguridad de tu relación).

Mi consejo aquí es que por lo menos saques dos noches de licencia para irte con un amigo a pasarlo bien. Cúrrate el resto de tardes, mañanas y noches para poder negociarlo por un permiso y disfrútalo; te sabrá a poco, pero es mejor que nada.

El segundo año de vacaciones

Asumimos que ya sufriste el primero. Puedes pensar que será mejor, porque tu hija será más autónoma, pero será todo lo contrario: tendrás que estar detrás de ella permanentemente, turnándote con tu mujer, como si estuvierais haciendo guardias en el ejército. Por otro lado y siendo positivos, tu bebé ya dice algunas palabras y puede que incluso ande. Puedes bañarte con ella en la piscina y empezar a jugar. Vale que no es lo mismo que hacías con tus colegas en esa misma localidad costera hace diez años, pero consuélate con que los mosquitos son los mismos.

La primera vez que mi hija caminó lo hizo en Menorca, viendo atardecer. Yo estaba a solas con ella, en plena armonía con la naturaleza y el mar (había ido a bajar la basura, una excusa como otra cualquiera). Lo cierto es que es una de esas cositas pequeñas por las cuales merece la pena tanto esfuerzo: aquella sonrisa, esas risas y la alegría que contagiaba. También es cierto que se cagó y tuve que cambiarle el pañal, pero esos detalles se olvidan con el tiempo y los buenos recuerdos son los que perduran.

También puedes ir a la playa y mojarte los pies, incluso si se la encasquetas a tu mujer un rato, jugar con las olas como cuando tenías quince años, aunque sea complicado, porque a los bebés muy pequeños el sol les hace daño y no está recomendado echarles ningún tipo de crema para el sol a no ser que sea de pantalla física (es decir, bloquean el sol por su viscosidad y densidad). Disfruta pensando que dentro de uno o dos años podrás hacer croquetas humanas de arena con tu hija.

Quizás puedas ya por fin disfrutar una noche a solas, cenando como seres humanos, en un restaurante junto al mar, porque has podido dejar a tu hija con los abuelos. Quizás incluso un par de días enteros; yo no tuve esa suerte, pero aunque sea una noche a solas con tu pareja, merecerá la pena el esfuerzo, y si conseguís no estar pensando en si la niña está bien, podréis disfrutar esa independencia compartida.

El tercer año de vacaciones

Tu hija es una cotorra o tu chaval un cafre, pero ya se puede jugar con ellos. Ya casi los puedes lanzar por el aire a la piscina sin que te miren como si fueras un psicópata. Aprovéchate de ello. A esta edad ya se le puede dejar el niño a la familia unas noches sin problema. Dependerá de cómo os sintáis de cómodos tu pareja y tú dejando a la niña con otra persona. Hay que gente que no puede hacerlo hasta que no pasan cinco años, hay gente que lo hace a partir del tercer mes. De nuevo, no te fijes en lo que hacen los demás, hay una variabilidad enorme.

En cualquier caso, la cosa mejora con el tiempo. Cuando tu hijo/hija tenga seis, siete u ocho años, las posibilidades son infinitas, porque puedes practicar deportes, ir a parques de atracciones o llevarlos a cenar a sitios sin que todo sea un problema como cuando tienen un año.

Paciencia.

HORARIOS

VAYA POR delante que durante muchísimo tiempo he sido un ser nocturno, sin horarios, sin estructuras a las que agarrarme, y que esto me vino bien cuando nacieron mis hijos y mi existencia plácida se vino abajo. De ser alguien aferrado a normas fijas, me habría costado más adaptarme. Pero los hijos crecen, y llegó un momento que mi vida disoluta y caótica —y la de mi mujer— mezclada con dos infantes pequeños fue demasiado. Cuando mi hija tenía casi cuatro años y mi hijo tres, llegué a un momento que tuve que decir: basta, necesito orden en mi vida.

Los niños pueden vivir en la anarquía, pero los padres no. Un adulto puede vivir sin horarios, pero un adulto con hijos no puede vivir en un caos continuo; necesita un orden, aunque sea minimalista. Ese orden y ese caos luchan constantemente, de forma orgánica y natural, pero hubo un momento en que tuve que sentarme y dejarme de tonterías. Como ingeniero que soy, me puse delante de una mesa, cogí un papel y un bolígrafo y esbocé un horario. De lunes a viernes, desde que me despertaba hasta que me acostaba, incluyendo todo lo que tenía que ver con la familia y los niños. El horario no era para mí; el horario era para el padre y la madre, para los niños. Algo que me vino muy bien para entender, clasificar y repartir la carga de trabajo con su madre.

Los niños, aunque no lo parezca, piden a gritos un orden al que agarrarse. Necesitan una guía. Una hora para levantarse, una hora para comer y una hora para acostarse la siesta. La hora de irse a la cama viene condicionada por muchas cosas, entre otras la hora a la que se levantaron de la siesta, cuánto tiempo durmieron y qué han hecho durante el día. Esto que sabemos todos los padres después de sufrirlo es más fácil de calcular, predecir y provocar si se hace con un horario. Los niños que se acuestan tarde, es porque cenan tarde. Si cenan tarde, se acuestan tarde y se levantan pronto, tendrán sueño a media mañana, puede que no coman bien y que se echen la siesta antes, provocando tener sueño a media tarde y, quién sabe, incluso otra pequeña siesta antes de la cena: el caos.

Para que esto no suceda, en mi caso lo único que funcionó es plantearme que hay que ponerse una hora límite por la tarde a partir de la cual ya hay que pensar en cenar. Sea fuera o en casa. Esto implica que todo lo que haya que hacer antes (baño, colocar los platos, cocinar) debe estar en la agenda. Improvisar con niños suele terminar mal, y más si cada día improvisas un plan.

Yo me hice un horario de lunes a viernes que incluía la hora de la comida, la hora límite del despertar de la siesta, la hora a la que había que empezar a pensar en la cena, la hora de la cena y la hora de irse a dormir. También incluí las actividades de después del colegio para repartir mejor el trabajo con mi pareja, así además quedaba claro quién hacía qué y cuándo tenía que estar en casa. También incluimos y planificamos espacios de tiempo entre semana para estar solos en pareja y poder hacer planes, algo esencial si no quieres dejar de ser una pareja y convertirte en «papá y mama» 24x7. El horario, muy detallado, incluía algunos márgenes de más o menos media hora, pero con objetivos concretos y consensuados con mi mujer.

Después de un mes, lo tiré a la papelera. Habrá padres que sigan usándolo como guía. En mi caso, mi vida es demasiado caótica, pero trabajar en ese horario me sirvió al menos para trazar algunas líneas rojas, como el horario de sueño, y las actividades conjuntas (sin niños). Suerte, amigo, el tiempo juega a tu favor, pero a muy largo plazo.

LAS COMPARACIONES. EVOLUCIÓN DEL BEBÉ

DESDE QUE el bebé nace, incluso antes, llegan las comparaciones: «Fulanito se ha comprado tal carro que es mejor para los gases», «Menganito tiene una bañera especial para los cólicos», «Zutanito y señora tienen el parto en la clínica X que es la mejor de España», y así un larguísimo etcétera.

Son cosas que si tu autoestima es normal podrás soportar sin perder la amistad con esas personas. El gran problema viene cuando tú mismo empiezas a comparar tu hijo —ya nacido— con los demás niños que ves en el parque, en la piscina, en casas de tus amigos, etc.

Los niños y las niñas, todos, tienen una evolución diferente. No somos autómatas ni engendros biológicos fabricados en serie. Somos seres humanos y somos diferentes. El proceso evolutivo y madurativo del bebé siempre será distinto en cada caso. En una misma familia, un bebé puede empezar a andar al año y su hermano mayor haberlo hecho a los dos años. Y no pasa nada, no es mejor por haberlo hecho antes. La gente se obsesiona mucho con esto, ya que intentan apurar todas las fases para que su hijo sea un genio, como si la crianza fuera una carrera por etapas.

Este es un repaso general, simplificado y aproximado de la evolución de un bebé hasta convertirse en un niño:

Mes 1-2: Levanta la barbilla acostado boca abajo, pero aún no sujeta la cabeza, se le ha de sostener.

En el primer mes adopta la posición fetal. Al segundo, la pelvis se apoya y los miembros se extienden. El efecto de presionar con la mano es muy acentuado.

Mes 3-4: Sosteniéndolo sentado mantiene la cabeza erguida. El presionar con la mano se reemplaza por la prensión al contacto, el bebé conoce el mundo por el tacto.

Mes 5-6: Despliega una gran actividad muscular, hace movimientos de pataleo y se coge los pies. Aparece la prensión voluntaria. Coge un objeto entre la palma de la mano y los tres últimos dedos, y se lo lleva a la boca. El niño asocia la vista al tacto. Empiezan a balbucear sílabas con le o la.

Mes 7-8: El niño se mantiene sentado solo. Puede inclinarse para coger sus juguetes, empezando a usar la pinza compuesta por su dedo pulgar y el índice. Utilizan más sílabas como «da», «pa», «ba», «ma»...

Mes 9-10: Primero se arrastra sobre el vientre, después gateará. Busca un objeto que ha visto desaparecer, es lo que se llama «permanencia de objeto». Utilizan sílabas duplicadas: «mamá», «papá», etc.

Mes 10-12: Es el principio de los primeros pasos.

Mes 15-18: A los quince meses, el niño anda solo, y a los dieciocho corre y sube escaleras cogido de la mano. Le gusta jugar a la pelota, pero cae a menudo. Sabe pasar las páginas de un libro, designa una o dos imágenes y ya hace garabatos. Perfecciona el lenguaje con significado. Ordena las palabras por su valor afectivo, él se coloca siempre el primero.

De dos a tres años: El niño sube y baja la escalera solo, trepa, hace garabatos a tope. Es la explosión del vocabulario: el niño utiliza verbos y hace frases, aunque aún es un lenguaje infantil.

PARTE 3. TÚ (EL PADRE)

LA SOLEDAD DEL PADRE

BUENO, A estas alturas parece que ya ha pasado lo peor: el parto y los primeros meses, y ahora toca la vuelta a la normalidad. Bien, ahora empieza —desde mi punto de vista— lo peor que vas a vivir en el proceso de paternidad, al menos hasta que tu hijo sea adolescente. No tiene que ver con el bebé, tiene que ver con tu relación con tu pareja, y en el fondo, contigo mismo. Hablo de la soledad del padre.

Habrás oído hablar de la depresión postparto —siempre referida a la mujer—, y si has leído algo más, puede que hayas leído algo llamado «celos del padre», especialmente cuando hay lactancia natural por parte de la madre. Bien, esos celos es como las mujeres llaman a la depresión postparto del padre o a lo que yo llamo el síndrome de la soledad del padre.

Quizás haya muchos estudios sesudos de psicólogos, *papers* de investigación, pero yo nunca he leído nada acerca de eso, y ningún padre o conocido me ha informado sobre ello, y por eso quería escribir sobre este tema. Ser padre no implica necesariamente saberlo todo ni tener acceso a todas las fuentes de información. Ser padre además implica ser hombre, y esto, reconozcámoslo, implica que tenemos un nivel de comunicación íntimo entre nosotros diferente del que tienen las mujeres.

La madre tiene a la criatura, que depende de ella totalmente, sobre todo si cada dos tres horas le toca darle el pecho. El resto de la familia esta «entretenida» con la nueva criatura, y bueno, luego, después de todo eso, estás tú. Sí, estás solo en este rol. Todo el mundo está tan ocupado con el bebé que nadie pregunta como te encuentras o qué necesitas. Dado que ahora tienes que ocuparte del bebé, de la madre y de cazar y recolectar, resulta que tampoco tienes tiempo para ti mismo. No se trata de celos: la madre está tan concentrada con el bebé que es normal que se centre al principio en la criatura y a ti apenas te haga caso; notarás un antes y un después tremendo. Ya empezaste a notar esto el mismo día del parto; esa pequeña herida que se abrió ese día no se ha cicatrizado. Cada vez que alguien pregunta por la madre o por la criatura y pasa de largo sobre ti, sientes esa herida un poco más grande, y no se cierra.

Has dejado de existir, empiezas a percibir que como hombre, como padre, tu rol es accesorio. Una vez que todo el trabajo inicial está hecho, dejas de ser un actor protagonista para ser un actor de reparto, casi a la misma altura que la cómoda o el gato. Quizás más importante porque tienes que ocuparte del resto de muebles y de dar de comer al gato, pero no mucho más. Sin embargo, si fallas, lo notarán, pero no para preguntar qué te pasa, sino para preguntar por qué no estás haciendo tu labor.

Es aquí cuando alguien debería decir en una voz en off: «este es el rol del hombre: ser fuerte y aguantar». Pero ¿no quedamos en que el hombre debía ser sensible, expresar mejor sus sentimientos y necesidades, no ser tan impulsivo y compartir más con la pareja? Parece ser que en esta parte de la vida todo el mundo echa de menos al típico hombre que calla, asiente y carga con el peso del mundo. Eres ese asidero para los momentos difíciles, es tu papel como padre.

En este momento recuerdas todas esas miradas pétreas, resentidas, esas miradas veladas, curtidas, de muchos de los padres que has conocido a lo largo del tiempo. Miradas que veían una realidad que tú no podías imaginar, como si vieran el mundo tras un escaparate, tras un cristal, cerca de todo, pero alejados por algo invisible. Todos los padres del mundo han pasado por esto —si han estado cerca de sus parejas en el momento de criar los primeros meses al niño—. Imagino que es por esto que algunos directamente huyen: no los disculpo, pero puedo entender sus razones.

Este sentimiento lo he compartido con varios padres, y todos de alguna forma lo han compartido conmigo, cada uno a su manera, pero todos estaban desarbolados y perplejos, y no sabían como verbalizarlo. Es normal, debes saberlo; es importante que sepas lo que hay, y que nadie se monte una película edulcorada sobre este punto. Para mí fue la parte más dura de la paternidad.

La presión será altísima, como en una olla exprés. Cuando más «hombre» seas, será peor. Necesitas compartir tus sentimientos y expresar claramente lo que sientes si no quieres acabar explotando o ir a por tabaco para no volver. Cuando llegues a esa situación, debes demostrar lo que vales. Sí, es un examen, uno de esos momentos de tu existencia donde cagarla tiene consecuencias para toda la vida, y no es un solo instante —como en el parto—, donde si te desmayas solo se reirán un poco de ti en las comidas familiares. Este es un momento donde, a pesar de que aguantarás carros y carretas, parecerá que nadie valora tu trabajo, tu esfuerzo o tu actitud; si cedes unos milímetros será algo que te pesará toda la vida.

¿Cuántas veces hemos oído reproches a padres que decían «él no estaba ahí cuando le necesitaba», «pasaba del niño/a»? Y siempre refiriéndose al papel del padre. Yo llevo toda la vida pensando cual sería mi papel en esta escena —la paternidad—, sabiendo cómo ha sido el papel en mi familia y en las familias de los amigos que me rodeaban, y sabía que si el río suena es porque lleva agua: ser hombre es difícil, porque nos hacen creer que ser hombre es más fácil que ser mujer, que somos mas básicos. A menudo, el concepto de los hombres que nos venden es «el hombre es mucho más simple que la mujer», y esto parece que se aplica a todo, incluido al rol de paternidad, donde nuestro papel parece desde fuera que no es tan duro. Pero créeme: tengas una autoestima de acero o de papel de fumar, te afectará, porque tu orgullo no tolerará que te ignoren o porque pondrá en jaque la seguridad que pudieras tener en tu relación.

Aunque no he hecho un estudio a gran escala, sí puedo decir que he hablado con varios padres al respecto, y ellos han sentido el mismo problema de una u otra manera, obviamente con sus peculiaridades como pareja. El problema se agudiza siempre porque no saben con quién hablar o si lo que sienten es normal. En mis entrevistas siempre saqué yo el tema, en parte por mi interés para documentarme para este libro y en parte por empatía personal, porque aunque parezca mentira, nadie me vino con el asunto; siempre lo saqué yo, y resultó que ellos estaban preocupados por lo mismo. Hay toneladas de literatura y consejos para las mujeres, no hay nada para los hombres. Los libros que he leído se quedaban en el chiste fácil y en la anécdota graciosa.

Pues bien, compañero, lo que sientes es normal. Y pasará si entiendes que tu compañera está pasando por un proceso hormonal en el que la prioridad principal es el pequeño, muy por encima de cualquier otra cosa, incluido tú. Ese período debería durar entre seis meses y un año. Colabora, cede y demuestra que estás implicado. No desesperes, todas las mujeres se comportan de esa manera al principio. Es algo biológico llamado puerperio y no hay nada que puedas hacer para cambiarlo.

EL ROL DE PADRE EN LA SOCIEDAD ACTUAL

ESTE ES un tema casi tabú en la sociedad actual. ¿O es que tú has hablado de esto con tus amigos muy a menudo? Más allá de comentarios sobre tu hija acerca de su sexualidad como adolescente o los problemas de drogas que tendrá tu hijo si sale como tú, ¿has hablado en serio del tema con muchos de tus amigos?

Siempre ha habido padres y madres. Pero en la sociedad actual, el padre tiene muchas «recomendaciones» de la sociedad que tener en cuenta, y además, por supuesto, tiene que hacer frente al poder creciente de la mujer y al afianzamiento de su libertad en todos los terrenos.

¿Qué quiero decir con esto? Probablemente tu padre, como el mío o el de mis amigos, era quien traía el pan, o la mayor parte del pan, a casa, y tu madre, aunque trabajara, estaba de alguna forma por debajo de tu padre, al menos en cuanto al peso de los ingresos. Quizás también hubiera diferencias sobre quién llevaba el cinturón en la familia.

No estoy diciendo que esto fuera bueno, o fuera «lo justo»; simplemente recuerdo cómo era la sociedad que conocíamos y sobre la que nos han educado a la mayoría de los que nacimos entre 1960 y 1980. El caso es que hoy día ya no es así, y nadie se ha molestado en explicar cómo funciona ahora eso de ser padre. Realmente, y por todos los casos que conozco, no es que antes los padres supieran como hacerlo; de hecho parece que el caso mas habitual ha sido siempre una mezcla entre pasividad, inconsciencia, autoridad y, por supuesto, dejar en manos de la madre, las abuelas y las tías gran cantidad de cosas importantes en la crianza y educación de los niños. En otras épocas fue incluso más allá: el padre se pasaba el día trabajando, y cuando llegaba a casa no quería que los «críos» lo molestasen. La mujer era quien debía hacerse cargo (como una obligación, no como un derecho). En la alta sociedad, aún más, con tutores que se hacían cargo completamente de la educación de los niños, en la misma casa, en internados, etc. El rol del padre en todo caso empezaba casi siempre cuando el niño tenia ya algunos años. Si todavía dudas de ello, pregunta a tu abuelo cuantos pañales cambió en su vida y compáralo con los que vas a cambiar tú.

Ahora, volviendo a la realidad, aquí estamos nosotros, diez horas fuera de casa, con los números siempre justos y haciendo juegos malabares para que los horarios de nuestra mujer y los nuestros coincidan para tener una vida juntos. Se nos exige por supuesto que seamos sensibles, que seamos tiernos, que tengamos atención con la madre y que nos encarguemos a partes iguales de la educación y los cuidados de nuestros hijos. Es lo justo, al fin y al cabo ellas van a hacer lo propio. Pero... ¿qué pasa cuando nos comparamos con el hasta ahora rol tradicional de padre?

Salimos perdiendo. Al menos en lo que respecta a comodidad y estatus. Antes el padre era el cabeza de familia, ahora no hay cabeza de familia; de hecho, muchas familias modernas claramente van sin cabeza. Hay que buscar nuestro hueco, hay que hacernos ese hueco. El hombre moderno es una mierda, ya no manda, ya no puede echarle huevos —porque estaría mal visto— y por supuesto no puede imponerse como autoridad. De hecho, la autoridad no existe ya en la pareja moderna, con leyes claramente discriminatorias, supuestamente en defensa de la mujer. Dicho así parece que estoy defendiendo un discurso machista, porque la dinámica actual es que todo lo que esté fuera del discurso feminista es por definición machista. Es una forma muy vieja «o estás conmigo o eres mi enemigo» de intentar invalidar posturas intermedias como la que tenemos muchos hombres actuales, que no concebimos como válido un modelo caduco como el que he citado: un modelo que obliga a ambas partes a asumir roles injustos y carentes de libertad.

¿Por qué no puede el hombre quedarse en casa cuidando de los niños mientras la mujer va a trabajar y gana mucho dinero para la familia? ¿Por qué tiene el hombre que aguantar cargas de trabajo, presión y exigencias sociales insufribles? Lo ideal es que esa presión se reparta entre ambos, que ambos puedan aportar cosas frescas a la relación. La liberación de la mujer también supone la liberación del hombre, siempre que el hombre cambie el rol que tenía. Y aquí estamos de nuevo, buscando el rol del padre en esta sociedad que nos toca vivir.

¿Dónde encajamos? Me temo que no tengo respuestas para eso tampoco. Solo puedo decir que no podemos mirar el modelo de nuestros padres, ni el de nuestros abuelos, y que al contrario que nuestras mujeres, que tenían como rol de referencia a sus madres y abuelas, que eran prácticamente heroínas, nuestros padres son una caricatura para nosotros: carentes de muchas habilidades que son esenciales hoy día, rígidos y limitados para vivir en una sociedad como la actual. Si hubiera una máquina del tiempo, probablemente nosotros nos aburriríamos muchísimo en el pasado.

Hemos perdido autoridad porque lo que antes nos confería dicha autoridad, el poder económico y social, hoy se reparte con la pareja; por tanto tenemos que entender que debemos ganar de nuevo parte de esa autoridad, para no quedar en inferioridad. Para tener autoridad, primero hay que aceptar una responsabilidad, es decir, hay que asumir que debemos, voluntariamente y de forma activa, tomar responsabilidades en la educación y el cuidado de nuestros hijos. Debemos ser conscientes de que toda la autoridad que durante siglos se le ha otorgado al hombre ha desaparecido. Hay que ganarla, en una sana «colaboración competitiva» con nuestra pareja.

Esto en la pareja sin hijos ya se vive, pero la paternidad es donde la dualidad simétrica de una pareja se rompe: no somos iguales, y hay que adoptar posturas diferentes a fin de mantener un equilibrio. No se trata solo de igualar deberes y responsabilidades del cuidado y educación de los hijos con la pareja, se trata de identificar cuales son nuestros puntos fuertes y adoptarlos como parte de nuestra identidad.

INSTINTO PATERNAL

DECENAS DE personas, padres antes que yo, me han evitado hablar siempre de una cosa llamada «instinto paternal», probablemente porque hasta el más tarugo sabe que no existe. Los más graciosillos solo lo sacan a relucir cuando proyectan la vida de tu hija hasta la adolescencia, o cuando se trata de «montar un pollo» o «ir a hablar con alguien». Siempre la misma gracia, como si ser padre consistiera en estar permanentemente cabreado y poniendo límites al libre albedrío.

Pero instinto maternal... ¡eso es otra cosa! Habrás oído hablar de ello cientos de veces. Entiendo que haya muchas madres decepcionadas después del parto, pues sentirán que no ha llegado el Espíritu Santo a iluminar sus vidas y que aquella criatura berreante que ha salido de su interior no es tan maravillosa como anhelaban. Quizás esperaban que el instinto maternal supliera un trabajo activo y constante, llamado «hacer de madre», que requiere, por supuesto, tener curiosidad, aprender y dedicarle tiempo previo. Para algo la naturaleza nos da nueve meses, para prepararnos para ese momento; el instinto maternal no lo va a resolver todo, aunque parece que un gran número de mujeres (y hombres) lo esperan con anhelo.

El instinto paternal es más escurridizo, un concepto etéreo, algo que visto en otros puede dar algo de repelús, ya que parece un instinto maternal en el cuerpo equivocado. Asumimos que existe, pero no sabemos cómo encontrarlo. Todos conocemos casos en la población masculina de todas las edades que todavía lo están buscando aunque sus hijos ya están ya en la universidad o camino de ella. Los tópicos y las leyendas hacen mucho daño porque esconden la ignorancia y la falta de curiosidad que todo padre/madre debería sentir. «Instinto» es una forma de justificar que no te apetece aprender. Hasta para follar hay que ponerle ganas y curiosidad, fíjate como seria que Dios/Darwin hizo que nos picara mucho el gusanillo del sexo, si no ya nos habríamos extinguidos por vagos y pasotas.

Yo todavía sigo trabajando en el concepto, no obstante; cuando tengo un mal día y estoy cabreado con el mundo, cuando me cansa luchar con todo y pienso que todo es una mierda y no puedo más, evoco el rostro de mi hija sonriente y oigo su forma de decir «papi». Me vuelve la energía para devolverle los golpes a la vida. ¿Instinto paternal? Puede ser.

Creo que lo más importante que he aprendido como padre hasta el momento es que todo es un proceso que lleva tiempo, y que lo más importante es escuchar, aprender y tener curiosidad sin forzar las situaciones. Con mi pareja, la cosa parece que funciona porque en su día ya aprendimos a respetar nuestros límites y nuestra forma de ser, algo esencial si quieres compartir un hijo. El desarrollo del niño te permite aprender a la vez que el niño crece. Ahora mismo, cuando escribo estas líneas, sé que no estoy preparado para cuando mi hija tenga dieciocho años, pero tengo tiempo para prepararme, para aprender, para escucharla, para evitar los problemas que sé que pueden suceder.

Me acuerdo lo que pensaba cuando mi hija apenas tenía seis meses de vida. «Cuando mi hija tenga dos años, se moverá; ahora todavía no tengo ese problema, aprenderé primero a alimentarla, a dormirla, a jugar con ella. Cuando tenga ocho años, ya estaré entrenado». Es cierto, ahora va a cumplir cinco años y cada día he aprendido algo nuevo.

La vida como padre es un entrenamiento constante. Quien crea que el instinto paternal da todo eso, no es un iluso, es un cómodo. Y los cómodos tendrán cajones llenos de cosas que no pueden encontrar, lo siento por ellos.

FUTUROS RETOS

El colegio. Las reuniones de padres, los cumpleaños, las actividades extraescolares, las funciones de navidad del colegio, las fotos familiares, las navidades en familia. Hay muchos temas de los que podría hablar y que podrían servir para que te prepararas, pero me parece que tarde o temprano lo descubrirás por ti mismo, creo que ya no puedo ayudarte más. Si has sobrevivido hasta que tu hijo/a cumplió los tres años de edad, la primera fase está superada, y podrás descubrir lo que viene por tu cuenta, y que es aún mejor que lo has vivido hasta ahora.

Estoy preparando un nuevo libro que hable de la educación, de familias numerosas, de la separación, de familias reconstruidas y otros temas avanzados para cuando tu paternidad supera los primeros años. Sígueme de cerca porque todavía tengo mucho que decir.

Espero de todo corazón que hayas disfrutado este libro tanto como yo disfruté escribiéndolo mientras mis hijos crecían y yo aprendía en el proceso. Da igual si has leído este libro en papel, en electrónico o en PDF, lo has comprado en Amazon, te lo ha dejado un amigo o te lo has bajado pirata. Solo te pido que **si te ha gustado, dejes una valoración** en Amazon o en Goodreads.

Goodreads es la web de reseñas de libros más conocida de todo Internet, un sitio estupendo para encontrar nuevas lecturas, gracias a comentarios de otros lectores, y Amazon la mayor librería del planeta.

Gracias por leerme y enhorabuena por tu paternidad. Espero que la disfrutes tanto como yo (más es imposible).

ANEXO. GUÍA DE COMPRAS

CACHARROS PARA BEBÉS (I). EL CARRO

ESTE CAPÍTULO es especialmente importante, ya que en un mundo dominado por las mujeres (el mundo del bebé), la lógica imperante es ajena al hombre; no digo que sea lógica femenina, digo que por alguna razón que se me escapa es complicado entender porqué el mercado ha escogido una forma de clasificar los productos de esa manera incomprensible. Prepárate a algo más extraño que un capítulo de Star Trek de bajo presupuesto, disponte a entrar en la compleja *lógica infantil*. Te sentirás mareado cada vez que abras un catálogo de trastos para niños, y sin duda pensarás: «¿Pero qué mierda es esta?». Intentaré guiarte en este capítulo para que te sean familiares los conceptos principales y para que vayas a tiro hecho. Esto será útil para que puedas tener tus argumentos listos y evitar comprar decenas de miles de mierdas inútiles.

Este apartado y los siguientes referentes al *cacharrerío infantil* pretenden ser una guía de lo realmente necesario, desde un punto de vista puramente funcional. Partimos del hecho de que si compras una cosa de cada categoría del catálogo de trastos infantiles, no te cabrían en casa. Da igual como de grande sea tu casa. El problema no es solo que ocupe o que sea caro, si no que en algunos casos hay cosas perjudiciales para tu bebé, y que de hecho está prohibida su venta en algunos países (como las *mochilas colgonas*, por ejemplo). Ten siempre en mente que la mayoría de las cosas que compres solo van a ser útiles un par de años, como mucho. Puede que esto ya lo sepas, pero aun así te recuerdo que existen muchas tiendas de segunda mano (online y físicas) dedicadas a comprar y vender cosas para bebés y niños y que puedes usar como primer paso para validar si algo es realmente necesario. El tiempo de vida de algunos trastos no llega a seis meses en algunos casos.

El carro (el cochito)

Es lo que primero habrás identificado como «imprescindible», y no te falta razón porque aunque el bebé no pese mucho, la cantidad de trastos que llevarás encima siempre hace necesario que necesites algo para llevarlos, y de paso llevar al niño. Verás que el carro es algo muy similar a los coches. Hay gente que los elige por el motor y las prestaciones, otros por el número de plazas y otros... por que es molón. Lo más importante del carro es entender que es una de las cosas más caras, aparatosas y útiles de vas a tener que comprar. Además es una de las cosas que usarás primero, nada más salir del hospital.

Hay un sinfín de carros, modelos y diseños. Yo los clasificaría en cuatro tipos: Coche 3-en-1 alias «transformer» (todo en uno), moisés con ruedas o «cuco», coche de paseo y, por último, los engendros monstruosos de diseño alienígena derivados del primer tipo.

Partimos del hecho de que no tienes ni idea de qué va esto de los carros para niños. Es decir, tú ves a un niño sentado en una cosa con ruedas y lo llamas *coche* o *carro*. Bien. Todos hemos pasado por ahí. La primera lección es que no es lo mismo un carro para un bebé que no sostiene la cabeza que para un bebé que no sostiene el tronco que para un bebé que hay que impedir que salte del carro como un hooligan. No me engañes, seguro que ya has oído hablar de categoría 0, categoría 1, etc. Bueno, pues olvídate; recuerda que esto es un mercado pensado para mujeres, aquí su lógica no tiene demasiado sentido, al menos no para nosotros. Si quieres discutir con una mujer y que te entienda, puedes hablar de recién nacidos, bebés, y niños, atendiendo al hecho de que no son capaces de sujetar la cabeza ni sentarse, reptan, gatean y hacen amagos de andar.

Generalmente esas distinciones corresponden a los 0 meses, 4-6 meses y 14-16 Meses.

Encontrarás que los carros y las sillas para el coche siguen ciertos paralelismos con esas grandes fases por las que pasa tu criatura. Afortunadamente, los fabricantes y las entidades homologadoras y los legisladores se han puesto de acuerdo para superar la diferencia de entendimiento entre la mente del hombre y la mujer, de forma que aunque logres entender a tu pareja, nada tenga sentido y tu puedas divertirte horas y horas buscando lógica en ello. Desiste, insensato; la resistencia es fútil.

Muchos de los carros que ves son solo útiles para los primeros tres/seis meses de vida y luego hay que cambiarlos por otros, que a su vez hay que cambiarlos por otro, y otro, y otro... hasta llegar al Ferrari rojo que querrá tu hijo si lo has educado bien. Es más, gran parte de los carros que ves en el parque sirven exclusivamente para dar paseos en zonas muy lisas y son un trasto inservible en cualquier otro caso, y algunos ni siquiera pueden ser transportados en el coche, y por supuesto son exageradamente caros, pero son preciosos (o eso dice tu mujer).

Necesitarás un carro, pero cuando lo compres, intenta que te sirva no solo para pasear, sino que puedas moverlo fácilmente para dormir al crío dentro; también piensa que debería poder entrar en un restaurante por si quieres salir y dejar al niño durmiendo dentro. Que pueda transportar bolsas de la compra, y algo fundamental: que quepa en tu maletero.

Consejos generales aplicables a todos los tipos de carro

Viajar en avión

Si tienes que subir por una escalerilla manual, tu mujer tendrá que subir al bebé en brazos ¿quién llevará la maleta? Efectivamente, es mejor que factures el carro. Lo cual nos lleva a otro problema ¿sobrevivirá al maltrato? En el mejor de los casos te dejarán llevarlo a pie de pista, pero tendrás que desmontarlo y montarlo para que lo puedan meter en la bodega de carga. No, viajar con bebés no es nada divertido. Mejor usa el carro más ligero y fácil de montar/desmontar que tengas.

Ruedas grandes vs Ruedas pequeñas

Unas ruedas grandes te permitirán ir por diferentes terrenos (playa, campo). Unas ruedas pequeñas no. Unas ruedas pequeñas suelen implicar un tamaño mas pequeño. Puede parecer muy versátil tener unas ruedas grandes, pero ¿lo vas a utilizar en todo terreno?

Tu maletero

Esta es quizás la característica fundamental. A partir de ahora tendrás que llevar además de tu equipaje habitual un carro de bebé plegado. Da igual cualquier otra consideración, antes de comprar ningún modelo, ve a probar uno y mira cuanto *devora* de tu espacio disponible. A eso súmale una bolsa mediana para llevar hardware diverso y así sabrás que tipo de carro puedes comprar.

Tipos de cochecito de bebé

Moisés / Cuco / Capazo

Cuando oigas la palabra *moisés* imagínate el clásico de Hollywood en el que dejan a un niño flotando en río en una cesta de mimbre. El niño es un bebé recién nacido que no puede ni levantar la cabeza y que apenas patalea. La cesta es muy pequeña y es plana completamente. Bueno, eso es un moisés. Un carro moisés es como una cesta con ruedas. Poco práctica, muy mona. Absolutamente inútil en tres-cuatro meses, o si tu hijo va para artista, en dos. El chisme, si se pliega, se comerá todo tu maletero sin compasión, aunque quepan dos cadáveres en él; se lo tragará entero. Algunos ni se pliegan. ¿Cómo llevas al niño en el coche? Necesitarás un capazo o una silla especial para bebés adicional que nada tiene que ver con el carro. Como ves, es una decisión estética más que funcional. Además suelen ser caros. Se puede ir mucho más allá de los mil euros como tengas familiares que lean *revistas intantiles*. Ojo con lo que lee tu suegra, estás avisado.

Carro o coche de paseo

El carro/coche de paseo es ese carro de apariencia ligera, endeble y que sin embargo lleva a niños más bien crecidos, que sujetan el tronco y la cabeza y que de hecho parece que podrían andar sin el carro —de hecho pueden—. Eso son carros de paseo, y no tienen nada que ver con el carro moisés, pues son para niños que ya sostienen la cabeza. Algunos de esos carros pueden ser empleados desde niños de seis meses hasta los tres, cuatro o cinco años, por lo que para un bebé de ocho meses son algo «grandes» y para un niño de cuatro años son casi un juguete. Los buenos se pliegan y pesan muy poco. Los puedes encontrar por menos de 50 euros, aunque uno decente no baja de 150. Es el más versátil y el más empleado. La diferencia entre uno malo y uno bueno es que los caros son extremadamente resistentes y ocupan poco. Al cabo del tiempo los usas para todo, incluido hacer la compra y llevar las bolsas dentro, petándolo todo.

Carro de paseo para todas las edades (con adaptador para bebés -capazo o maxicosi-)

Es el carro más práctico ya que sirve para la etapa de bebé y para la etapa posterior, hasta los tres o cuatro años. Son bastante más grandes que un carro de paseo normal, pero no tanto como un *carro alien* como los que describo mas adelante. Su principal ventaja es que solo tendrás que comprar uno, pero también tiene como desventaja que es aproximadamente un 30 % más grande que un carro de paseo normal. El adaptador para llevar a un bebé en él es mucho más feo que un moisés/ capazo, pero es práctico ya que se puede recoger y solo ocupará la mitad de tu maletero. Con suerte te cabrá la compra y el carro en un coche de tamaño medio. No existen —o yo no he visto— carros de este tipo de gama baja; su precio, con el adaptador para bebés, oscila entre los 250 y los 600 euros. Es mi opción recomendada. No es bonito, pero es lo más práctico y con suerte, solo necesitarás este.

El transformer, carro alien o engendro del infierno

Existe otro tipo de carro, una especie de *transformer* monstruoso, con ruedas grandes y formas agresivas, como si fuera un fórmula uno; cojones, de hecho hay de marca Ferrari, McLaren... ¿Están locos? Verás que mucha gente lleva esos carros, y que algunos parecen efectivamente transformables: se pliegan completamente y la parte superior parece una nave nodriza que se puede separar del resto y llevar aparte como una especie de cesta. Tienen un montón de accesorios, y tienen más resortes y trucos escondidos que el inspector Gadget. Su manual de instrucciones es más largo que el de tu coche. No conozco ventaja alguna en usar uno de estos carros excepto que te ahorras conversaciones con desconocidos, temerosos de que en realidad seas un terrorista. Hay modelos que son similares a los carros de paseo anteriores y otros modelos que podrían lidiar en batalla con un tanque blindado Leopard del Ejército de Tierra sin demasiados problemas. Puedo jurar que viví en directo el caso donde hicieron bajar al dueño de uno de esos carros en el avión en el que iba para que lo plegara porque no cabía en la bodega del avión y nadie, absolutamente nadie del personal de tierra sabía como plegarlo. Es verídico. Estos son los carros más caros porque, claro, la tecnología alien es más cara. Precios de 500 para arriba.

Carros y más carros

La diferencia entre el carro alien y el carro multiedad puede ser sutil, ya que hay una gran variedad, sin embargo muchos de ellos cubren las tres etapas de la vida de tu bebé. Desde que nace, puede sostener la cabeza y el tronco, hasta que deja de necesitar carro y se pasa al patinete (2-4 años). Al principio se usa el capazo o un adaptador para la época de bebé, en posición «moisés» (es decir, totalmente o casi totalmente horizontal) y el niño va en dirección contramarcha (con la cabeza mirando hacia ti). Tras esa época, se puede quitar la cesta/capazo/adaptador y usar el carro para transportar al niño cuando este tiene entre ocho meses y tres años. Los que tienen capazo, más aparatosos, permiten que el mismo capazo se emplee para transportar al niño de forma más fácil, y sobre todo, para poderlo llevar en el coche (se acopla al cinturón de seguridad). Son robustos y sólidos, y se pueden usar para llevar desde las bolsas de la compra hasta pequeñas bolsas de viaje, portátiles y cámaras (¡hasta trípodes de fotografía he llevado yo!).

Es interesante comprar un carro que tenga «barrera», como los coches de la montaña rusa de los parques de atracciones, porque tu hijo pensará que es uno, y bueno, quizás tu también. Además del cinturón de seguridad, la barrera ayudará a que tu hijo no caiga de boca.

Si tienes dos hijos igual te interesa un secreto que he guardado hasta este momento: en algunos carros de paseo normales, si son robustos, pueden caber dos niños de 3-4 años. De esta manera puedes llevarlos a la vez, bajando la plataforma a posición «siesta» y poniendo a los niños en modo trenecito. Necesitarás una barrera y que el carro sea sólido. Los puedes llevar a ambos, junto con las bolsas de la compra y los abrigos. Cuando te vean llevar a tus hijos así mientras hablas tranquilamente por el móvil en la mano libre, sabrán que eres un padre nivel pro.

Todos los carros de paseo se pliegan excepto los moisés con ruedas, pero aun así ocupan el espacio de un camello muerto en tu maletero. Además debes tener en cuenta que llevar al niño generalmente implica que vas a tener que transportar al menos un par de pañales encima, algo para limpiarlo, ropa limpia de repuesto, algunas toneladas de pañuelos de papel, cremas varias y un cambiador portátil o equivalente. Resumiendo: si eres apañado, el equivalente a una bolsa de mano mediana. Necesitas un buen maletero, pero no hace falta un pickup. A más espacio tengas disponible, más cosas transportarás. Esta es una de las razones por las que los monovolúmenes y los coches monstruosos son tan frecuentes en familias con hijos. Siguiendo esa regla de tres, los padres de cuatro niños deberían viajar en furgoneta, y las familias con seis hijos, en un tráiler. Yo ya estoy mirando furgoneta.

Sí; dicen las leyendas que antes las madres y todavía algunas gitanas llevan al niño sobre la cadera, al igual que las hippies de los setenta. ¿Te has preguntado como les limpian el pañal? ¿De veras quieres saberlo?

En resumen, si eres un pardillo, te comprarás todo. Si eres un hippie naturalista sin problemas de espalda, no compras nada y lo llevarás siempre atado a la espalda con una especie de pañuelo gigante llamado *fular portabebés* que es mucho, mucho más barato que cualquier carro. Incluso en este tipo de apaños neohippies hay de varios tipos, un tema farragoso que abordaremos más adelante.

Engendros aún más monstruosos

Son carros transformer para gemelos o para padres con necesidades personales especiales, deben mostrar al mundo que la tienen muy gorda y compran carros solo vistos en capítulos bizarros de StarTrek y Lexx. Además de ruedas monstruosas, un diseño modular muy apropiado para escapar del pozo gravitacional de la Tierra en caso de necesidad y cápsulas de escape, no les he encontrado demasiada utilidad. Necesitan que conduzcas una furgoneta de nueva plazas para poder llevarlos encima.

CACHARROS PARA BEBÉS (II). SILLA PARA EL COCHE

UNO DE los temas que más conversación traerá en las comidas con la familia es el tema de las sillas para el coche. Si miras precios, verás que existen desde 35€ hasta más de 1000€. La diferencia se debe a varias cosas, pero la más relevante tiene que ver con la seguridad.

El principal consejo que te puedo dar es el mismo que doy cuando explico porqué llevo un casco de moto de 600€: porque mi cabeza es lo más valioso que tengo. Lo mismo se puede aplicar a tu hijo y a lo que pienso sobre las sillas para el coche.

Sillas a contramarcha

Hay numerosas fuentes, estudios y normativas europeas que dicen lo que te voy a decir, aunque siempre habrá quien diga que no está demostrado: las sillas a contramarcha son mucho más seguras que las sillas normales.

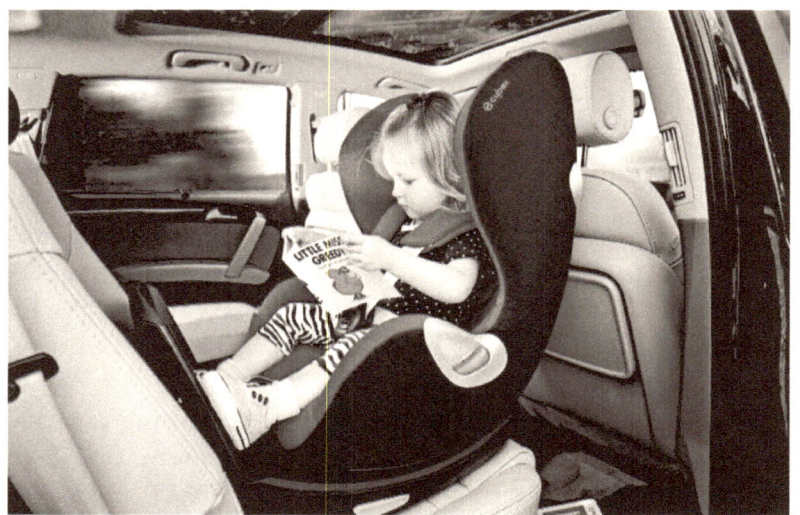

Esto es una silla a contramarcha

En caso de impacto delantero o ante un frenazo brusco, el cuerpo del niño saldría despedido hacia adelante a gran velocidad. Aunque fuese sujeto en su silla pero en el mismo sentido de la marcha, pueden producirse graves lesiones en el cuello al momento del impacto debido a la enorme fuerza del impacto contra la sujeción.

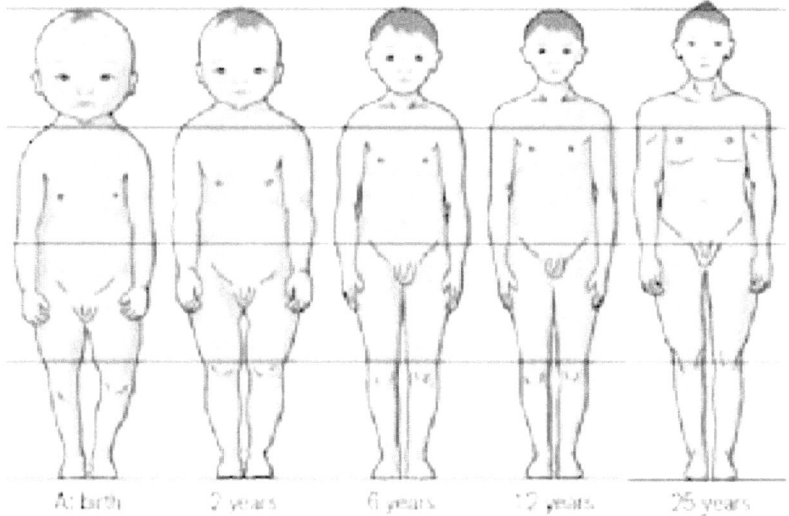

comparación de proporciones - Recién nacido y adulto

A: birth 2 years 6 years 12 years 25 years

Los niños son frágiles cuando viajan en el coche y eso se debe fundamentalmente al peso de su cabeza en proporción con su cuerpo y a la debilidad de su cuello. En un golpe en el sentido de la marcha a 50 km/h, el cuello del niño tendrá que aguantar un peso de entre 150 y 300 kg, lo que puede provocarle con total probabilidad una lesión grave, cuando no la muerte. A contramarcha, el impacto se reparte entre el resto del cuerpo y la carga en el cuello se reduce hasta los 40-80 kg, cuando los límites a partir de los cuales se producen lesiones graves están fijados en 130 kg. Es la delgada línea que separa la vida de la muerte.

La mayoría de las sillas de contramarcha se pueden usar hasta que el niño pese 25 kilogramos, es una inversión que te durará por tanto al menos cuatro años.

El primer país que adoptó esta medida fue Suecia. Allí los niños llevan viajando de espaldas más de cuarenta años. En Suecia, entre 1992 y 1997 solamente nueve niños que viajaban en sillas de espaldas a la marcha fallecieron en accidente de tráfico. Todos ellos se vieron envueltos en accidentes con consecuencias catastróficas por aplastamiento o intrusión. Al contrario de lo que sucede en Suecia, en nuestro país se producen accidentes con consecuencias de poca gravedad para los adultos y que resultan tremendamente graves o incluso mortales para los más pequeños.

Los suecos realizan sus propias pruebas de impacto denominadas «PLUS TEST» que, a diferencia del resto de países de la Unión, son realizadas con *dummies* dotados de acelerómetros en el cuello. Este tipo de medición determina la eficacia de un sistema de retención en caso de impacto frontal. Ninguna silla orientada de frente a la marcha y dotada de arnés para sujetar al niño pasará con éxito esta exigente prueba.

ISOFIX

Frente a lo que mucha gente cree, el Sistema Isofix no nació de la necesidad de aumentar la seguridad integral de una silla instalada de cara a la marcha, ni lo hizo con el objetivo de reducir al máximo las cargas cervicales sobre el niño en sillas que se instalan de frente, sino que se diseñó con un propósito muy claro: reducir el margen de error en las instalaciones de las sillas a contramarcha para garantizar su eficacia al no tener que utilizar los cinturones de seguridad.

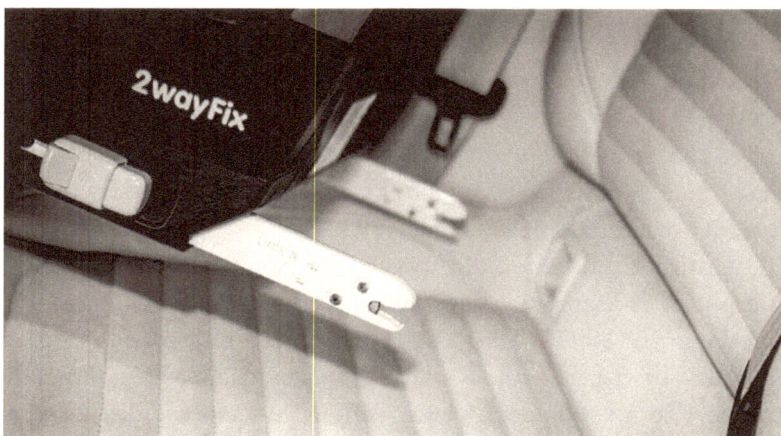

Ejemplo de como se "engancha" una silla Isofix al coche.

Fue en 1993 cuando junto a Richard Lowne, Björn Lundell y Claes Tingvali, Turbell presentó su estudio «ISOFIX – A New Concept of installing Child Restraints in Cars». En él se ponía de manifiesto la ausencia de eficacia en caso de colisión si una silla de auto no iba correctamente anclada al coche. La inestabilidad de la silla, así como la dificultad de la instalación, reducían las posibilidades de éxito en caso de impacto. La necesidad de unificar los criterios entre los fabricantes de sillitas y los de automóviles se hacía imprescindible para resolver esta situación.

He usado sillas Isofix y sillas sujetas a cinturón. Como buen ingeniero me considero «mañoso», y debo decir que aunque ninguna silla, ni siquiera las de Isofix, son sencillas de instalar y entender, las sillas sujetas con cinturón no me ofrecieron nunca seguridad y quedé siempre con dudas de si las había puesto bien. No quiero pensar en la cantidad de sillas que habrá mal instaladas en coches. Es demasiado fácil hacerlo mal. En el ISOFIX escucharás un clic y notarás como se ancla al chasis del vehículo.

Categorías por edad

Las nuevas normativas (2018) obligan a que todas las sillas se instalen en los asientos de atrás, a no ser que tengas un Smart, como yo, o que tengas ya la parte de atrás llena de sillas para niños. Los niños que midan 135 cm o menos deben ir en la parte trasera del coche con su correspondiente silla de coche específica o elevador con respaldo. En el caso de que tengamos que instalar la silla de coche en el asiento delantero debido a alguna de las excepciones anteriormente citadas, hay que saber que solo podrán utilizar sistemas de retención orientados hacia contramarcha y hay que desactivar el airbag. La nueva normativa ya recomienda que se use una silla Isofix si es posible, sea a contramarcha o convencional. En cualquier caso, la cabeza del niño nunca debe sobresalir por encima del respaldo de la silla, puesto que si no deberíamos cambiarla por otra del grupo superior. Tráfico recomienda seguir utilizando el sistema de retención infantil homologado a su peso y talla hasta que el menor alcance los 150 cm. Con más altura deberá usar el cinturón de seguridad normal del vehículo.

Teniendo en cuenta todo esto, estas son las categorías que verás en sillas comerciales en la Unión Europea:

GRUPO	PESO (criterio clave)	EDAD APROXIMADA (no debe usarse para elegir el tipo de asiento)
Grupo 0	Hasta 10 kg	Hasta aproximadamente los 9 meses
Grupo 0+	Hasta 13 kg	Hasta aproximadamente los 15 meses
Grupo I	De 9 a 18 kg	Desde los 8 meses aproximadamente hasta los 3 ó 4 años
Grupo II	De 15 a 25 kg	Aproximadamente, desde los 3 hasta los 7 años
Grupo III	De 22 a 36 kg	Aproximadamente, desde los 6 hasta los 12 años

(Fuente: Fundación Mapfre)

GRUPO 0 ó 0+

Para bebés de 0 a 10 kilos de peso (normalmente hasta los nueve o doce meses de edad, si bien la edad es un criterio orientativo y lo importante es el peso). En este grupo, los asientos pueden ser de dos tipos: capazos o cucos, en primer lugar, y sillas para bebés, en segundo. Los capazos o cucos, también denominados «portabebés», son menos habituales, pero algunos están igualmente homologados para su uso en el coche. El bebé viaja tumbado, en una posición muy natural.

Las sillas para bebés constituyen el tipo más habitual. A menudo se las conoce popularmente como la denominación comercial de «maxi-cosi» (en realidad, el nombre de un fabricante de asientos y productos infantiles). Las sillas para bebés deben instalarse siempre mirando hacia atrás.

GRUPO I

Para niños de 9 a 18 kilos (normalmente entre uno y tres años de edad, aunque lo importante es el peso). Consisten en sillas que se sujetan al vehículo con el cinturón de seguridad o con el sistema ISOFIX y en donde el niño viaja normalmente sujeto a la sillita con un arnés de seguridad, mirando bien hacia delante (lo que es lo más habitual) o bien hacia atrás (a contramarcha).

GRUPO II

Desde los 15 hasta 25 kilos (normalmente entre los tres y los siete años). Consisten en un cojín y un respaldo que se deposita normalmente sobre el asiento del vehículo. Este tipo de asientos infantiles «eleva» a su ocupante de modo que el cinturón de seguridad del vehículo le ajuste correctamente, pasando por las zonas más resistentes de la anatomía del niño (las caderas, el esternón y la clavícula).

GRUPO III

Desde los 22 hasta 36 kilos (normalmente entre los seis y los doce años de edad). Consisten en un cojín, en algunos casos con respaldo, que se deposita normalmente sobre el asiento del vehículo.

Muchos de los modelos de asientos sirven para varios grupos de peso. Así, es frecuente encontrar asientos de los grupos 0/I (los cuales pueden usarse desde el nacimiento hasta que el niño alcanza los 18 kilos de peso), o asientos de los grupos II/

III (desde los 15 hasta los 36 kilos). A medida que un asiento cubre más grupos de peso, cada vez resulta más difícil garantizar el mismo nivel de seguridad para todos ellos; por este motivo, es habitual que muchos de los asientos más seguros sean aquellos que sirven únicamente para un único grupo de peso.

Yo tengo dos sillas a contramarcha, una de grupo I/II y otra de grupo 0/I. Ah, y para la moto, un casco SHOEI de color rojo fuego.

CACHARROS PARA BEBES (III). CUNAS

TRAS LOS carros vienen las cunas, otro de los imprescindibles en la etapa infantil. La elección de la cuna apropiada a tu modelo de crianza y al tamaño de tu dormitorio o la disposición de tu casa es esencial, así que no creas que esta es una decisión que se puede tomar a la ligera.

Moisés portátil

Al igual que el «carro moisés», es una cesta grande y plana. Sirve para que el niño duerma. A veces se les llama minicuna, o cuna moisés. Generalmente son portables, es decir, se pueden mover, pero no se pueden «plegar» ni reducir; la plataforma sobre la que duerme el niño es de una pieza e incluye un colchoncillo. Las medidas mas o menos estándares son de 80x60. Aunque es la otra forma «legal» de llevar a un bebé en el coche, es la menos segura, y en España se puede utilizar por motivos «culturales» (es decir, todo el mundo los llevaba así antes).

Un bebé duerme mejor en un moisés; de hecho, no debería dormir en un capazo mas allá de unas horas, porque el capazo es mucho mas reducido —no deja moverse al bebé— y generalmente no tiene un fondo totalmente plano. Además el capazo lo hará sudar, ya que se adapta a la forma del cuerpo del bebé, y un moisés es mas similar a una cuna, plana y mullida. Un moisés portátil es algo barato y que de hecho te puede servir como cuna hasta que el bebé tenga al menos dos o tres meses. Una buena inversión, sobre todo si planeas llevarte el bebé a dormir a tu habitación ya que es mucho más manejable que una cuna «de verdad».

Su precio comienza en los 40€ y se pueden encontrar fácilmente.

La cuna de toda la vida

Es una especie de cama para seres humanos pequeñitos, que evita que se caigan por medio de unas paredes o barrotes generalmente de madera. Recuerda al patio de aislamiento de una cárcel, pero en plan infantil, con muñequitos sonrientes de buen rollo para disimular la privación de libertad. Suelen medir 120x80 y generalmente suelen valer para niños de 0 a 4 años. Estirándola un poco puedes incluso hacerla cama, quitándole una pared de barrotes para que el niño no crezca con complejo de prisionero y aprovechar el mueble hasta los cinco o seis años como máximo. Son imprescindibles a partir de la edad en que los niños «se fugan» de un moisés, a partir de los cinco meses, más o menos.

La cuna es un mueble «de verdad»; es decir: no es portátil, no es manejable y a todos los efectos debe ser considerada como una «mini cama». No la confundas con el moisés portátil o minicuna, que si es portable (que no portátil).

Su precio comienza desde 70€.

Cunas de viaje

Existe un artilugio ingenioso llamado cuna de viaje. Tienen el mismo tamaño de colchón que las cunas normales, pero son portátiles, no pesan apenas y son fáciles de transportar, generalmente están hechas de tela y son muy plegables. Su precio empieza a partir de los 70€. Es una muy buena inversión ya que podemos llevar la cuna en el coche de viaje aunque sea para un par de días. Algunas cunas de viaje son tan buenas o mejores que las cunas normales, aunque son mucho más feas. El colchón suele ser de las mismas medidas que una cuna. Los colchones de cunas de viaje suelen ser plegables, por lo que son un poco peores que los colchones normales de cuna. Se puede usar un colchón de cuna normal en algunas cunas de viaje, lo que permite tener lo mejor de ambos conceptos. Las cunas de viaje suelen facilitar el acunar al bebé al pesar menos, y algunas de ellas tienen sistemas flotantes de sujeción del colchón, lo que hace que sean aún más fáciles de mecer.

Cunas de colecho

Similares a las cunas normales, les falta un lateral, de forma que se pueden acoplar a la cuna de los padres sin que nada los separe. Algunas incluso tienen diversos mecanismos para sujetarla a la cama y que el bebé no caiga por el hueco que separa ambos lechos. En realidad es una perdida de dinero y una fábrica de desilusiones. El bebé sabe que en esa cuna no están sus padres, aunque los colchones se toquen, y llora para notar el cuerpo de alguien o la teta de su madre. Y los padres, que se las prometían muy felices, terminan relegando al olvido la cuna de colecho y metiendo al bebé en la cama. Esta cuna de colecho no es más que otro trasto que te quieren vender, como casi todo.

Acunar

La parte más importante de una cuna es tan simple como obvia para un padre con experiencia, pero delante de un catálogo de preciosas cunas pasa totalmente desapercibida. En español hay un verbo específico para una acción especifica que muy pronto te tocará ejercitar y que te permitirá dormir a tu bebé, una de las tareas que te obsesionará en los próximos cuatro años. Hablamos del verbo *acunar*. Esta acción aparentemente sencilla consiste en mover la cuna de forma suave y regular para que tu bebé, mecido por dicho movimiento, se quede frito por fin y te deje descansar. Pues bien, quizás la cuna tan bonita que te han regalado pesa un quintal y nadie normal es capaz de usarla para acunar a tu bebé: la cagaste.

Una cuna que no sirve para acunar a tu bebé no es un buena cuna, ya que necesitarás acunar a tu bebé en otro sitio (en brazos, en el carro...) y luego moverlo a la cuna, con el peligro de que se despierte por el camino. Así que el primer criterio a la hora de elegir una cuna es que se pueda usar para acunar al bebé.

Existen cunas ligeras que lo permiten, sin más historias. Cunas pesadas con un diseño (patas pivotantes, estructura en varias piezas, elementos flotantes) que lo facilitan, aunque son bastante caras. Por último hay piezas de ingeniería avanzadas que permiten acunar al bebé de forma automática, acoplando estas a la cuna. Yo no las he probado, prefería hacer gimnasia a diario intentando dormir a mi hija. Sin embargo, la mayoría de cunas que se venden no permiten acunar a tu hijo, por lo que dormirlo será el doble de complicado. Las cunas de Ikea, por ejemplo, no permiten acunar a tu bebé. ¡Cuidado con esto!

CACHARROS PARA BEBÉS (IV). MOCHILAS, PORTABEBÉS Y SIMILARES

Como ocurre con los chismes anteriores, hay un mundo más allá de la «mochila portabebés», aunque podemos diferenciar entre dos tipos: la buena (ergonómica) y la chunga (colgona). La diferencia entre una mochila portabebés ergonómica y una colgona es que al niño menor de 12 meses le puedes hacer ciertos daños a la cadera con la mochila colgona. Por eso está prohibida en algunos países. La diferencia está en que la mochila portabebés lleva las rodillas a la altura de la cadera, no por debajo de esta. Generalmente, las mochilas colgonas son más baratas y fáciles de encontrar, aunque también las hay caras, así que no te guíes exclusivamente por el precio. Ambas parecen una mochila que te da supuesta facilidad a la hora de transportar un bebé, pero depende de gustos. Lo más cómodo para transportar a un bebé es un cochecito, porque no pesa, puedes meter todos los trastos ahí y, sobre todo, porque tienes la prioridad en los ascensores del metro. Además el carro es casi seguro que ya lo tienes o cuentas con tenerlo, la mochila es otro trasto más que dejarás de usar cuando el bebé coja unos kilitos. No obstante, es cierto que la mochila, por el contacto físico con el padre o la madre puede facilitar que la criatura se duerma rápidamente, favorecida no solo por el calorcito, sino por el vaivén natural del movimiento al andar. También puede ser un invento para proteger al bebé de visitas inesperadas que quieren tocar al bebé o cogerlo, para moverte por transporte público y, en el caso de las madres, para darle de mamar en cualquier lado, lo que se conoce como *Suck & Run*. Yo también la he usado cuando estábamos en la playa y había que subir escaleras, sortear señoras, sombrillas y chulos de playa varios. En esos lugares, a no ser que tengas un carro 4x4 con neones bajo el chasis puede que te sea imposible acceder con un bebé. La mochila puede ser, llegado el caso, la única manera de que un bebé asustado se sienta en un entorno lo más parecido a la tripa de su madre.

Mochilas colgonas

- Le jodes la cadera (displasia).
- Le haces sentarse sobre sus genitales, con lo que eso implica para niños y niñas.
- Algunos llevan el bebé mirando hacia fuera, lo que hace que su espalda no esté en una postura adecuada (tiene que estar ligeramente redondeada) y que le cause hiperestimulación ya que no puede dejar de mirar al mundo exterior.
- Suelen ser incómodas de llevar para los padres, más allá de los primeros minutos.
- Suelen ser más baratas que las que no son colgonas, ¡pero no te fíes!

Mochila ergonómica

- No la dejarás de usar cuando tu bebé empiece a coger peso, porque lo puedes llevar a tu espalda.
- Potencia el apego con el padre/madre, y en niños de bajo peso o prematuros, si se lleva piel con piel, hace que cojan peso más rápido.
- Facilita la lactancia.
- Respeta la fisionomía natural del bebé: Rodillas a la altura de la cadera, espalda redondeada y mirando al que lo portea.

- Es conveniente leerse bien las instrucciones o formarse en cuanto su uso. ¡No estás llevando ropa, estás llevando a tu hijo!
- Es cómoda para subir o bajar escaleras, entrar en una tienda y moverte en transporte público.

Fular portabebé

Solo apto para madres *hardcore*. Se trata de un trozo de tela de dos metros que anudado de la forma correcta sirve para llevar al niño en el pecho o la espalda, de forma muy tribal y ecológica, moderna y molona. En el proceso, el niño se te puede caer al suelo, pero... con estas pintas seguro que no te hacen falta tatuajes para que los tíos se aparten al verte en el supermercado.

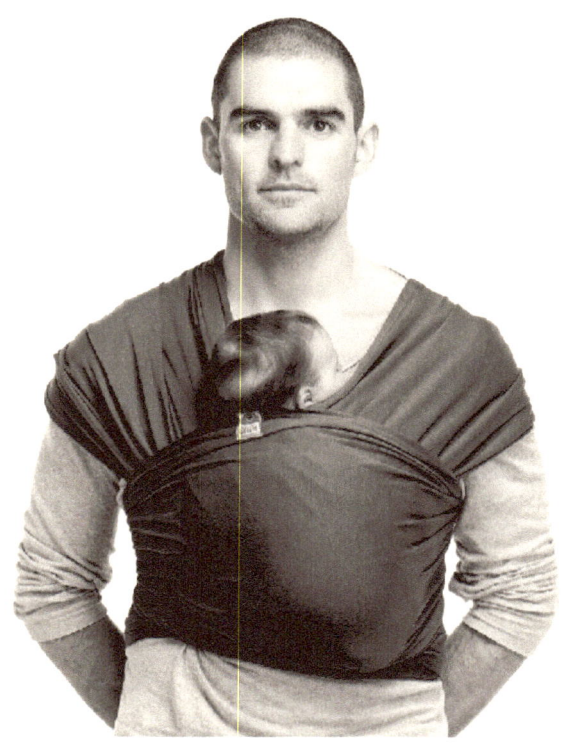

Dicen que es la forma más ergonómica de llevar al bebé (si está bien puesto, y créeme, no es tan fácil). Hay otros inventos similares al fular porta bebé, se podría decir que son variaciones. Si estás hablando con otra persona y cita alguno de estos nombres, ponte en guardia, tienes delante a un cinturón negro: mei tai, el ombuino, la bandolera de anillas o la bandolera de red. La bandolera es segura siempre y cuando no se ponga al bebé en posición de cuna (tumbado), porque entonces puede morir asfixiado.

CACHARROS PARA BEBÉS (V). LIMPIEZA Y CUIDADOS

EL CAMBIADOR

Un cambiador puede ser un complejo mueble con cajones y espacios, que puede ocupar lo mismo que un aparador pequeño o ser un trozo de tela enrollable. La diferencia está en que uno es un mueble donde poner todos los trastos que puedes (o no) necesitar, y el otro supone que te llevas los trastos que puedes necesitar en una bolsa aparte. Uno es un cambiador «fijo» y otro «portátil», pero la función básica es la misma: sirven para poner al bebe encima, quitarle el pañal sucio, limpiar todo la mierda del bebé y ponerle el pañal limpio. Generalmente es necesaria una superficie de aproximadamente 80x50, aunque dependiendo de tu maña puedes apañarte con algo menos. He visto a madres equilibristas que son capaces de limpiar la mierda del bebé colocándolo encima de sus piernas.

Cuanto más grande, más cómodo, aunque con el tiempo aprenderás a cambiar a tu hijo en cualquier superficie. El mueble cambiador suele ser barato (pueden ser tres baldas y cuatro patas), y es práctico tenerlo en casa. El principal problema es que ocupa mucho, y como sirve para almacenar cosas, acabas llenándolo de todas las mierdas que te han regalado y que no vas a usar, es decir, se acaba convirtiendo en un almacén de trastos. Su principal utilidad consiste en que cambiar al niño en la cama exige sobreesfuerzo en tu espalda ya que tienes que agacharte, y un cambiador está más alto, por lo que es mucho más cómodo. Además, si cambias al bebé en la cama, te hará falta un cambiador portátil o una toalla y un plástico debajo para no manchar la cama.

Los cambiadores puedes encontrarlos a partir de los 50€.

Bañera

Esta es la primera cosa que puede ser totalmente prescindible. La bañera de bebés se usa hasta que tu bebé es capaz de sostenerse sentado en tu bañera normal, lo que suele ocurrir más o menos a los siete u ocho meses. Mientras, necesitas un sitio donde bañar a tu bebé, que básicamente es una bañera pequeña. Venden todo tipo de bañeras, algunas realmente complejas, con su desagüe y su propia estructura de patas para que esté alta y no tengas que agacharte (útil cuando tu criatura pesa más de diez kilos y no eres un mazas de gimnasio). Otras no dejan de ser un trozo de plástico donde echar agua.

La primera decisión debe ser: ¿dónde pongo la bañera? Porque si planeas comprar una de esas que son un trozo de plástico y llevar en volandas veinte litros de agua, ejem, espero que estés fuerte, amigo, y que no tengas un suelo de madera que mojar por si la cagas y te tropiezas.

Lo más cómodo es, si tienes bañera, comprar una bañera para bebés que quepa en el lugar donde te duchas por las mañanas, así llenarla y vaciarla será algo fácil y cómodo. Si tiene patas y la puedes usar de forma que no tengas que agacharte, es una buena solución. Si compras una de esas bañeras tan *fashion* que venden con desagüe, patas y todo el kit, tendrás que ir con cubos de agua desde el baño hasta donde pongas la bañera, algo muy poco práctico, a no ser que te quepa, por ejemplo, encima del bidé o dentro de la bañera. Ojo, porque muchas de esas bañeras ocupan una barbaridad. Lo se porqué alguien me regaló una, y por que aunque me leí varios libros sobre paternidad, ninguno me dijo: ¡No dejes que te regalen una bañera! Al menos no una que no hayas elegido tú.

Otra opción es usar un balde o barreño grande (unos 80 cm de diámetro) y apoyar el balde en el fregadero de la cocina o sobre la propia bañera. Lo importante es que cómodo para ti y seguro para el bebé. El baño es algo que harás casi todos los días, y que se convierte en algo agradable para el niño y para ti.

Si tienes que estar moviendo cubos de agua o levantando pesos cada día, va a ser un suplicio.

Un barreño grande lo puedes encontrar por 15€. Una bañera con patas, desagüe y suelo antideslizante, con dibujitos y demás mierdas, cuesta en torno a 150€. Sobra decir que la bañera no la vas a usar más de 10-12 meses y que tan pronto como puedas, usarás tu bañera normal. Tu hijo será igual de feliz, lo más importante es que tú lo hagas encantado, sin prisa y sin estar maldiciendo al que te regaló semejante trasto.

Bañeras anticólicos

¿Recuerdas el detector de llantos? Pues esto es algo parecido. Es un chisme que puede costar en torno a 50€ pero que no deja de ser un cubo alto de plástico transparente, que en Mercadona puedes encontrar por 6€. Por supuesto, su eficacia no está probada, y muchos padres te dirán que a ellos les funciona, y que gracias a eso su hijo duerme ocho horas seguidas, se pone el desayuno él solo por las mañanas y también les hace la declaración de la renta.

Otros trastos de limpieza

Para ser breve, en vez de decir lo que no uso, os diré lo que uso: Toallitas. Muchas. También tengo una colección de toallas de baño blancas, tamaño (80x40), tres toallas de baño (120x80). Y un par de fundas impermeables de algodón (100x80) que son útiles para todo tipo de situaciones, como dar de mamar al bebé sobre la cama o el sofá, cambiarlo, dejarlo en el suelo sobre una manta, etc. También tengo una crema para cuando se le irrita el culo al niño. Para cortar las uñas, uso unas tijeras sin punta. Los pañales sucios los tiro a la basura normal y bajo el cubo a diario. Cuando los baño utilizo un champú de bebé que no les pique los ojos. Creo que no me dejo nada. Ah, sí, un cepillo suave para el pelo.

Podrás oír que necesitas millones de cosas: un pequeño balde de agua, esponja para limpiarle el culo, esponja especial para niños para el baño, gel específico de baño para bebes o hipoalergénico, cremas para las rojeces de los pliegues del cuello/axila, saca-mocos y un millón de cosas más. Si vas a una gran superficie podrás ver algo como esto:

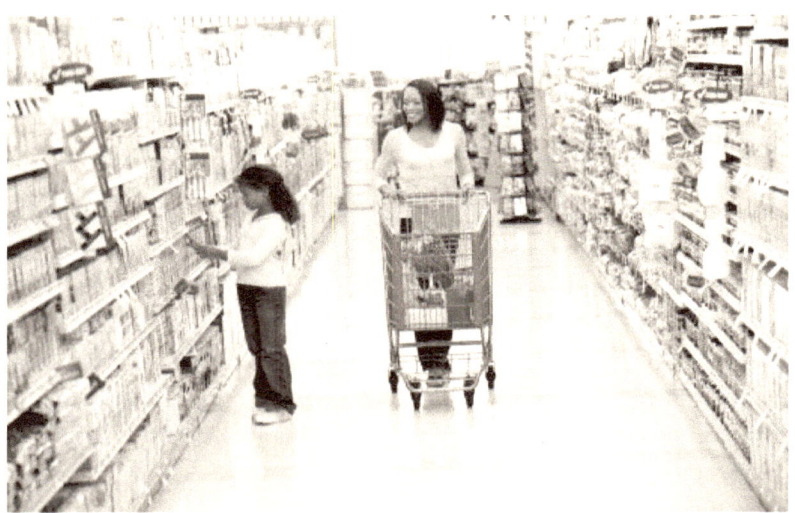

Este es el aspecto de la sección para niños de cualquier supermercado. ¡Horror!

Puedes morir si te fías de la oferta existente de productos para tus niños. Al lado de lo que uso habitualmente, tengo en cajas y estanterías todos los artículos de limpieza que compré el primer día o me han regalado. Como sospechas, el numero de cosas que no uso o no he abierto es muchísimo mayor que el de las que uso; por favor, no hagas el pardillo como hice yo.

Bodis

Un niño gasta de media unos 4-5 pañales diarios. Si ya empieza a comer papillas, además del pañal manchará constantemente su ropa, que consiste principalmente en un calzón gigante con mangas llamado *body*. Un invento estupendo, lástima que no los haya para adultos. Te conviene tener un par de docenas de estos para no estar como loco lavándolos todos los días, pues probablemente gastes un par al día.

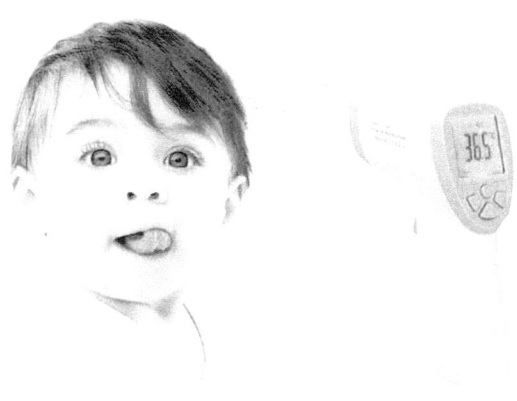

Termómetros

Tienes muchos modelos de termómetros en las grandes superficies, supuestamente electrónicos, pero que necesitan que el niño se mantenga sin moverse durante al menos medio minuto. Probé de diferentes tipos y los resultados eran variables y poco fiables. Después de preguntar a la pediatra nos recomendó un termómetro profesional, que funciona por infrarrojos, toma la temperatura en tres segundos justos y no falla. A mí me gusta porque parece un *tricorder* y me siento muy heroico cada vez que le tomo la temperatura a mi hijo.

CACHARROS PARA BEBÉS (VI). OCIO Y PERVERSIÓN INFANTIL

SI PARA artículos de baño y demás teníamos cientos de cosas, aquí se abre la veda a cualquier tipo de cacharro que alguien crea que te puede colocar. Vamos a centrarnos en aquello que puede ser útil, pese a que puedan parecer estupideces.

Movida que se mueve para encima de la cuna (también conocido como «carrillón musical»)

Este artículo imprescindible y que se lleva usando generaciones es el primer aparato de la categoría «atontaniños» que usarás. Perdón, ¿dije *atontaniños*? No, quería decir estimulación visual y auditiva. Con el paso de las semanas también servirá para trabajar el movimiento ocular y la coordinación óculo-manual. Pese a esta última frase que me han chivado para parecer más listo de lo que soy, este es un cacharro bien tonto. Es un chisme del que cuelgan cosas de colores (a veces con luces) que se coloca encima de la cuna, para que el niño cuando esté tumbado hacia arriba las mire y, literalmente, se quede estupidizado viéndolas dar vueltas. Generalmente tiene música y sirve para que el niño no llore y tú tengas unas horas de descanso. Como he dicho, es imprescindible. Lo puedes encontrar a partir de 30€. Los hay portátiles. Si tu hijo se hace adicto a las luces de colores y se va de marcha con ocho años, no me culpes.

Juguetes para el baño

Los hay desde 3-4 meses hasta el barco pirata de los clics. Sirven para que tu hijo asocie el baño con algo lúdico. Con el tiempo jugará solo, pero es útil tener algunas cosas para ir iniciándole en el noble arte de pasarlo bien jugando. Mi hija ha tenido muchos juguetes, pero su favorito sigue siendo el vaso de un antiguo biberón. Su juego favorito: echarse agua encima. Como ves, nada sofisticado.

Muñecos que hacen ruido

Pensados para que al pisarlos, apretarlos, estrujarlos o golpearlos con furia contra la pared emitan sonidos. Sirven para que tu hijo vaya despertando su curiosidad y experimentando con la violencia que existe en el mundo. También para que cuando vuelvas borracho a casa y lo pises, tu mujer se entere que estás de vuelta.

Saco de dormir

Ideal para invierno, un regalo ideal.
  Son muy amplios y con espacio para que el bebé saque los brazos y la cabeza. Estará calentito sin que se agobie, y cuidado, por mucho que nos cueste no envolver al bebé en veinte capas de ropa, es recomendable que los sacos de dormir no lleven mangas, para dejar que el bebé se pueda regular en caso de estar pasando demasiado calor. Se le pone una chaqueta finita o un body de manga larga y listo. Ojo, porque los bebés crecen muy rápido y en tres meses puede no valerle. Aviso: hace a tus hijos extremadamente achuchables.

Biberón

Otro elemento imprescindible. No solo sirven para la leche sino también para darles agua. Aunque la madre le dé el pecho, puede que tenga que darle su leche a través del biberón (por ejemplo en la guardería). Tendrás que tener muchos. Además del material del cuerpo (cristal, plástico tóxico y cancerígeno —BPA—, plástico sin BPA o cuerno de unicornio) también tendrás que elegir el tipo de tetina: silicona, látex, anatómicas, redondas, de flujo abundante, de poco flujo. Pero para darle leche, lo ideal es una tetina semiblanda, con forma redonda y flujo normal.

Ten cuidado, y no des a tu bebé el biberón boca arriba, no es un pavo al que tengas que engordar, que luego vienen los problemas de sobrepeso. Lo suyo es dárselo semirecostado y poco a poco. Si no quiere más, no insistas demasiado.

Te pondrás muy tonto al principio con eso de esterilizarlo y tal, pero al cabo del tiempo te sorprenderás con tu propia actitud pasiva y pasota al ver que tu hijo se come la comida del gato y no pasa nada.

Trona

Un trasto enorme, pero útil para dar de comer a tu hijo. Es una especie de zona de contención donde cae comida, bebida y babas y que tendrás que limpiar mil veces. Es importante que tu hijo no se pueda caer de ella, así que compra una que resista sus intentos de huida. Lo ideal es que tenga «su mesita» donde le pongas la comida y que el usará como zona de juegos para utilizar los espagueti con tomate y el puré de forma creativa y muy espontánea. Las tienes desde 30€.

Baberos

Fundamentales. Los tienes muy cuquis y poco prácticos y luego feos y plasticosos pero que cubren prácticamente todo el torso y serían apropiados para Dexter, el psicópata que descuartizaba gente y no se manchaba nunca de sangre. Opta por los segundos, suelen ser como impermeables. Cuando tu hijo empiece a comer sólido o papillas descubrirás que no hay nada tan torpe como tu hijo y tú intentando coordinaros. Los tienes desde muy poco dinero.

Mordedores

Para a cuando tu bebé le salgan los dientes y morder con las encías le alivie. Los tienes de todos los colores, formas y precios y su eficacia es más que dudable. Solo parece que triunfa la jirafa Sophie, que es una jirafa de caucho, y los chupetes feos de caucho del Mercadona, que los usan para morder.

Tiendas de campaña infantiles

Son baratas y ocupan medio salón, pero si tienes suerte, tu hijo se meterá dentro y empezará a interiorizar el concepto de espacio privado. Te conviene que lo vayan aprendiendo jóvenes. Se convierte en su centro de juego y permite que tenga un sitio «propio» donde ningún adulto pueda entrar. Las tienes desde los 20€.

Dudús

Viene a ser un muñeco sin forma, mitad muñeco mitad trapo. Es el precursor de lo que será el osito de peluche de toda la vida. Parece mentira, pero a los bebés les gusta agarrarlo y morderlo. Es su primera experiencia sensorial con un objeto de su tamaño. Son suaves. Ideal para pedir como regalo porque tienen precios desde los 3€.

CACHARROS PARA BEBÉS (VII). TRASTOS INÚTILES

BUENO, AHORA vamos a hablar de todo aquello que puedes evitar o que, en el mejor de los casos, debes plantearte no aceptar como regalo. En general, desconfía de todos los trastos para niños que te venden como «es maravilloso, te dejará en paz y el niño jugará solo y aprenderá muchas cosas sin requerir tu atención». No te lo creas, es todo mentira.

Traductor de llantos

El primer cacharro completamente inútil de la lista. Se supone que te dice, analizando el llanto, si tiene hambre o se ha cagado. Tiene la misma fiabilidad que el teclado predictivo de tu móvil cuando escribes borracho. Clasificación: una puta mierda. Procura que ningún amigo tuyo gaste su dinero regalándote algo así.

Tarta de pañales

Este es el típico regalo estúpido que hace gente que no tiene ni idea de niños. Estas tartas generalmente se hacen con pañales de mala calidad y de talla grande, de forma que no te servirá para nada más que para ocupar un espacio precioso en tu casa.

Patucos

Son muy monos, pero el niño no apoya el pie y cualquier cosa que le pongas le parecerá extraña (lo mismo pasa con los calcetines). Lo primero que hará si no está adormilado es pensar ¿que me han puesto en el pie? e irá a quitárselo. La abuela intentará que se quede quieto para hacerle una foto porque está muy mono y finalmente se pondrá a llorar. Para eso sirven. Ahórrate el trámite.

Andador

Los pediatras y «niñólogos» de última generación dicen que son perjudiciales para el desarrollo psicomotor del niño. Vamos, que son una mierda dañina y no hacen falta. ¿Es necesario que lo diga más claro? No comprar.

Hamaca, mecedora

Me lo vendieron como el invento definitivo, el aparato que acunaba al niño para que no llorara y cogiera rápido el sueño. Una mierda, mi hijo lo usa para ponerse en órbita, literalmente. Tiene el mismo efecto que darle una Coca-Cola. Es una especie de sillita rígida con un vibrador. Es como esas muñecas hinchables que parecen una top model en la caja y cuando las sacas e inflas parece una colchoneta cutre de piscina con un par de agujeros raros. En mi caso solo sirve para tropezarme con ella y discutir con mi mujer para ver cuando la tiramos a la basura, porque ella dice que es útil, pero hazme caso... Otro trasto más.

Tienda de juegos

Otra mentira. No deja de ser una tienda de campaña pequeña donde metes al niño y sus juguetes y de la cual se cansará como del resto de trastos que has comprado previamente. Al menos una tienda de campaña tiene espacio para que el niño desarrolle sus propias aventuras persiguiendo al gato.

Gimnasio, alfombra de juegos

Más mierdas. Un cacharro que llamará la atención a tu hijo durante un buen rato, nada más. Si coges la caja de plástico o el cartón que protege los huevos tendrás el mismo efecto, con la ventaja de que cuando se harte podrás tirarlo a la basura sin cargo de conciencia.

Cámara, micrófonos o sistemas de televigilancia para bebés

Puede parecer que esa criaturita celestial es delicada y frágil y te dé miedo que esté sola y no puedas saber si está bien. No te preocupes; si no me crees, espérate unas semanas antes de comprar (o pedir que te regalen) este chisme. Un bebé está programado para emitir un lloro increíblemente molesto al oído humano. A no ser que tengas una mansión o una casa con varias plantas, es casi imposible que cuando tu hijo llora no lo oigas. En un piso pequeño, este trasto es totalmente redundante, oirás con demasiada facilidad cuando tu hijo berrea.

Lo más divertido de todo es que emiten la señal de audio en una frecuencia abierta, de modo que si tienes uno y te quieres divertir prueba a «escanear» las frecuencias a ver que encuentras. Yo me lo pasé pipa una tarde oyendo discutir a mis vecinos.

GLOSARIO DE TÉRMINOS

Línea alba

La línea alba suele surgir hacia el cuarto mes de embarazo – aunque a algunas gestantes puede salirles en el quinto o sexto mes– y consiste en una mancha vertical que empieza en el pubis y termina en el ombligo y a veces incluso más arriba. En realidad se trata de una línea que ya está ahí antes del embarazo, solo que debido a su color es casi imperceptible, sin embargo, los cambios hormonales que conlleva el embarazo – estrógenos y progesterona– desencadenan variaciones en la melanina, sustancia encargada de pigmentar la piel para protegerla de los rayos ultravioleta, que la oscurecen haciéndola visible. Esta marca, también conocida como línea nigra a veces va acompañada de una mayor cantidad de vello, y suele notarse más en las embarazadas de tez morena.

Triple Screening.

El triple screening es una prueba menos invasiva que la amniocentesis, pero no se trata de una prueba diagnóstica porque no aporta información sobre el estado real del bebé, sino que se basa en un mero cálculo de probabilidades. Es un método combinado que se realiza en el primer trimestre y usa tres parámetros:

1. Medición ecográfica de la transparencia nucal.
2. Medición en la analítica de sangre de la proteína plasmática A asociada al embarazo [PAPP-A].
3. Medición, también en la sangre, de la subunidad beta libre de la gonadotropina coriónica humana.

Cada uno de estos tres parámetros tiene un momento durante la gestación en el que sirve como marcador de posible diferencia entre niños normales y niños con síndrome de Down, trisomía 18 o anomalías del tubo neural. Por ejemplo, en caso de Síndrome de Down, la PAPP-A tiende a estar disminuída y la beta HCG elevada. Así mismo, una transparencia nucal superior a 3 mm. en este periodo, se considera indicador de riesgo. El periodo válido que es común a esos tres parámetros es desde la semana 10+3 hasta la 12+3.

El conjunto de estos tres parámetros, junto con la edad y peso de la embarazada y el momento de la gestación en que se toman las muestras y se hace la ecografía, permite calcular la probabilidad que tiene esa mujer de tener un hijo con una alteración del tubo neural o cromosómica. No dice si el bebé tiene problemas, solo da una probabilidad de que los tenga. Por una parte, da muchos falsos positivos y, por otra, depende mucho del laboratorio y de quién y cuándo se realice la prueba. En cada centro se usa un método y tienen que tener las tablas ajustadas a su población, para que los cálculos por ordenador sean más fiables.

Epidural

Es un tipo de anestesia que se coloca en el espacio epidural, el que hay entre vértebra y vértebra. Antes de ponerla, suelen adormecer la zona donde insertan el catéter (tubo flexible) por donde irá la epidural. Hay anestesia epidural que permite que la madre camine. Pero actualmente no está muy extendida. Normalmente, una vez puesta, las piernas se adormecen y la madre no sentirá nada de cintura para abajo.

Eso significa que no sentirá el dolor del parto, pero tampoco sentirá las contracciones y, por tanto, no sabrá cuándo pujar (cuando "empujar" al bebé para que salga), y deberá fiarse de las matronas. Esto tiene sus riesgos, claro.

A veces la epidural se "lateraliza" y solo hace efecto en un lado del cuerpo. Eso significa que la mujer sentirá todas las contracciones originadas por la posible oxitocina sintética que le hayan metido, y eso se debe a que con la epidural, las contracciones originadas por la oxitocina natural que genera la mujer tiende a ralentizarse o incluso a desaparecer. Así que probablemente la mujer termine con oxitocina sintética, cuyas contracciones son más dolorosas.

Aunque los médicos suelen decir que no, hay estudios que muestran que la anestesia epidural afecta al bebé más de lo que se piensa. La ventaja es que si el parto termina en una cesárea de urgencia, la anestesia ya está puesta,

BPA *(fuente, wikipedia)*

El bisfenol A, usualmente abreviado como BPA, es un compuesto orgánico con dos grupos funcionales fenol. Es un bloque (monómero) disfuncional de muchos importantes plásticos y aditivos plásticos.

Sospechoso de ser dañino para los humanos desde la década de 1930, muchos medios de comunicación resaltaron con frecuencia los riesgos del uso de bisfenol A en productos de consumo después de que varios gobiernos emitieran informes cuestionando su seguridad, lo cual tuvo como consecuencia que algunas cadenas de venta retiraran los productos que contenían este compuesto. Un informe elaborado en 2010 por la FDA (Administración de Alimentos y Fármacos) de Estados Unidos despertó una mayor conciencia con respecto a la exposición de fetos, bebés y niños pequeños.

Fluorosis

Son manchas extrañas en los dientes producidos por el exceso de fluoruro durante el período de formación del diente.

Depresión post-parto.

Se produce por un cúmulo de circunstancias, junto con desequilibrios hormonales. Puede desembocar en depresión clínica después. Algunas de las múltiples causas pueden deberse a haber tenido un bebé prematuro a punto de morir, una cesárea o un parto muy duros y horrible, separación del bebé y de la madre muchas horas, falta de apoyo familiar, presiones de todo tipo, etc. Es muy duro, no es algo trivial que suceda por las dificultades de una madre primeriza. Hay madres que le dan a su propia madre el bebé porque no lo aguantan, y no tienen depresión post-parto, es fácil confundir este problema y quitarle la importancia que tiene.

BIBLIOGRAFÍA Y REFERENCIAS

Bibliografía

Basulto, J. (2013). Se me hace bola: cuando no comen como queremos que coman. Debolsillo Edición.
Cánovas, G. (2015). Cariño, he conectado a los niñ@s. Mensajero100.
Faber, A. y Mazlish, E. (2005). Cómo hablar para que los niños escuchen. Y cómo escuchar para que los niños hablen. Non Basic Stock Line.
González, C. (2012). Mi niño no me come: consejos para resolver y prevenir el problema. Booket.
González, C. (2012). Un regalo para toda la vida: guía de la lactancia materna. Booket.
Jové Montañola, R. (2007). Dormir sin lagrimas: dejarle llorar no es la solución. La Esfera de los Libros, SL.
Jové Montañola, R. (2011). Cómo cuidar y entender a tu hijo de 0 a 6 años.
Nelsen, J. (2007). Cómo educar con firmeza y cariño. Médici.
Newman, J. (2010). Dr. Jack Newman's guide to breastfeeding. Harper Collins E-books.
Ownby D.R, Johnson C.C, Peterson E.L. Exposure to Dogs and Cats in the First Year of Life and Risk of Allergic Sensitization at 6 to 7 Years of Age. JAMA. 2002;288(8):963-972.
Padró, A. (2017). Somos la leche: dudas, consejos y falsos mitos sobre lactancia. Grijalbo Ilustrados.
Pantley, E. (2009). El sueño del bebé sin lágrimas. Médici.
Siegel, D.J. y Payne, T. (2013). El cerebro del niño. Alba Edición.
Rapley, G. y Murkett, T. (2012). El niño ya come solo: consiga que su bebé disfrute de la buena comida. Medici.

Romera, M. (2017). La familia, la primera escuela de las emociones. Ediciones Destino.

Tonucci, F. (2007). FRATO, 40 años con ojos de niño. Editorial Grao.

Sitios web

Información sobre seguridad infantil en el coche:
http://acontramarcha.com

Asociación Española de Pediatría:
http://www.aeped.es

Baby Led Weaning:
http://www.babyledweaning.com

Iniciativa para la humanización de la asistencia al nacimiento y la lactancia:
http://ihan.es

www.ingramcontent.com/pod-product-compliance
Lightning Source LLC
Chambersburg PA
CBHW020652220526
45464CB00001B/403